행복한
남성 만들기
프로젝트

행복한 남성 만들기 프로젝트

헬스조선

더 하지도 덜 하지도 않은 성(性)을 위하여

의사로서 환자들과 함께 지낸 지난 20여 년 동안 환자들을 만나면서 참 많은 것을 느꼈다. 성에 대한 허세와 과한 욕심으로 번민에 빠지는 사람이 있는가 하면, 성에 대한 그릇된 인식으로 피해를 보는 남성들도 적지 않았다.

성(性)은 남녀 모두가 관심 있는 영원한 테마이다. 그러기에 성에 관한 잘못된 속설들이 무차별적으로 퍼져 있다. 이러한 그릇된 상식이 선남선녀에게 심각한 결과를 초래하기도 한다. 무엇보다도 남성들이 성에 대한 올바른 지식을 가져야 한다고 느꼈고, 일반인들이 흔히 잘못 알고 있는 의학 관련 속설을 정리하는 것이 필요하다고 느꼈다. 많은 독자들이 이 책을 기회로 성에 대한 바른 지식을 가져 스스로 저지를 수 있는 과오를 미연에 예방할 수 있기를 바란다.

환자 중에는 성(性)을 쾌락의 수단으로 여기는 사람도 있었고, 배우자에게 무리한 요구를 하는 부부들도 있었다. 참으로 안타까운 일이었다. 쾌락을 위해 지나치게 성을 향유해서는 안될 것이다. 더하지도 덜하지도 않게 자신의 능력과 배우자에 맞는 성(性)을 선택하고 이에 만족해야 원만한 성생활을 영위할 수 있다는 것을 다시 느낀다.

성생활은 축복 받은 부부만의 애정 표현이다. 부부간의 화합을 위해 섹스는 필요한 부분이기도 하다. 그러므로 보다 만족스러운 부부 관계를 위해서는 성에 대한 선입관을 버려야 하고 성을 터부시 하지 말아야 한다. 결국 부부가 같이 자연스럽게 성을 즐겨야 한다. 이를 위해서 남편은 여성에 대해, 부인은 남성에 대해 알면 − 성(性)에 관련된 생리 뿐만 아니라 상대방의 심리 상태까지 − 서로를 쉽게 이해할 것이다. 무엇보다도 중요한 것은 상대를 이해하고 각자의 능력에 만족하는 부부들의 올바른 자세가 필요하다는 것을 강조하고 싶다.

원활한 성(性)생활을 위해서는 성에 대한 바른 생각 이외에 반드시 필요한 것이 있다. 건강을 지키는 것이다. 성기능은 건강의 대변자이다. 성기능 저하는 건강에 이상이 있으면 가장 예민하게 처음으로 나타나는 현상이다. 다르게 표현하면, 전반적인 건강이 좋아지면 성기능은 회복이 된다.

　궁극적으로 남성의 성기능은 골반과 생식기에 국한되지 않은 전반적인 건강에 관한 것이며, 성기능 장애를 극복하기 위해서는 반드시 건강을 해치는 원인을 교정하여 전반적인 건강이 좋아져야 한다. 바로 이것이 남성 갱년기의 개념이다. 이 개념은 단순히 성기능 증진이 목표가 아니다. 그보다 더 광범위하고 큰 영역인 것이다. 심지어는 외모까지 관리해 자신감과 정력이 좋아질 때 비로서 당당한 남성이 될 수 있다.

　나는 미국에서 돌아온 1994년부터 이렇듯 중요한 남성갱년기의 학문을 본격적으로 펼치기 시작하였다. 뜻을 같이 하는 동료와 함께 남성갱년기의 개념을 의사들에게 전달하는 전도사 역할을 했다. 학문에 대한 뜻이라면 올바른 길이기에, 주위의 눈치보지 않고 소중한 힘이 되어준 많은 동료들에게도 고마움을 표한다. 이런 동료들과 함께 행복한 남성 시대의 구현을 위한 노력은 계속 될 것이다.

　환자들이 실제 느끼는 모든 문제들은 대부분의 남성이라면 절대 남의 이야기라는 생각이 들지 않을 것이다. 나이가 들면 누구라도 노화 과정을 겪기 때문이다. 이 책을 읽는 독자들이 자신의 이야기가 될 수 있는 고민에 지혜롭게 대처할 수 있는 원칙적이며 효율적인 해법을 얻었으면 한다.

결국 인생은 굵고 길게 살아야 한다. 오래 살더라도 남에게 도움을 받거나 몸이 괴로우면 아무런 의미가 없을 것이다. 즐겁고 활기차게 오래 살기 위해서는 건강해야 한다. 건강하면 자연히 성적으로도 강한 남성으로 남을 수 있을 것이다. 다시 한번 강조하고 싶은 대목이다. '99세까지 88하게 !'

마지막으로, 좋은 여건과 능력 그리고 바른 생각을 주신 부모님, 항상 바르고 최선을 다하는 사랑하는 아내 박은정 그리고 자랑스럽고 사랑스러운 분신인 인선이와 인수, 자신 몸처럼 사랑을 베풀어주는 가족들 - 누님 가족, 여동생 가족, 남동생 가족 - 나의 모든 가족들에게 이 책을 바친다.

-자연과 문명의 산물이 함께 어우러진 한강변 고수부지에서

김 영 찬

CONTENTS

PART 3 | 건강한 성을 위해 알아둬야 할 19가지

CONTENTS

몸이 건강해야 밤이 즐겁다

성(性)은 전반적인 신체 건강의 대변자다.

성기능에 이상이 생기면 건강에 적신호가 온 것이라고 해도 과언이 아니다.

건강이 양호하면 성기능은 왕성해지기 때문이다.

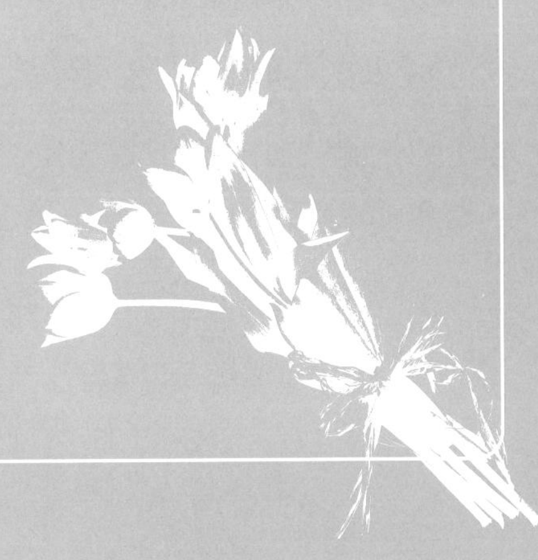

성기능은 남성의 자존심

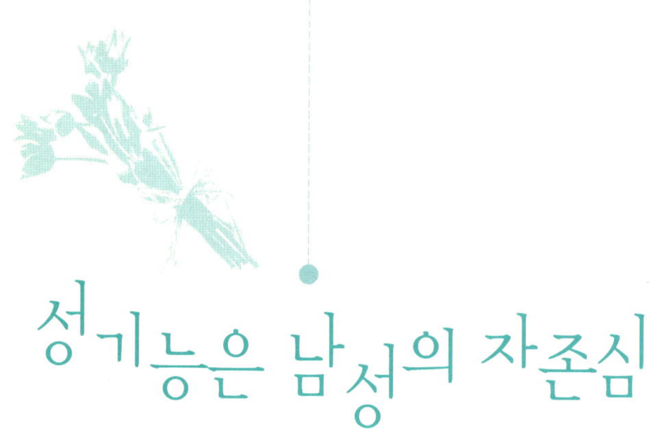

여자에게 인기가 많아도 걱정

3년 전에 상처한 50대 후반의 P씨, 오랜 공무원 생활을 끝으로 정년퇴직을 했다. 노후 준비로 연금을 많이 들었고, 부동산과 증권 등으로 경제적으로 어려움 없이 지내는 편이다. 게다가 노련하고 매끄러운 매너로 주위 여자들의 사랑을 한껏 받았다.

특히 아내와 사별하고 자유로운 몸이니 얼마나 인기가 있겠는가? 그러나 속사정은 누구나 있는 법! 남들이 부러워하는 인기 뒤에는 혼자만의 속앓이가 있었다. 그의 속사정을 들어보기로 하자.

●●● 여자들에게 인기가 있다 보니 자연히 P씨는 여자들의 유혹을 받을 때가 종종 있다. 주말이면 애인과 함께 차를 타고 서울을 떠나 교외의 호수나 멀리 강원도 쪽으로 바람을 쐬러 간다.

"선생님, 어디 조용한 온천에라도 가서 쉬고 싶은데요." 날이 어둑어둑해지고 서울로 돌아갈 때가 되면 으레 파트너에게서 듣게 되는 말이다. 이럴 때면 그는 가슴이 뜨끔하며 곤란해지기 시작했다. 사실은 여자를 즐겁게 하기 위해 가장 중요한 역할을 하는 그것(페니스)이 힘을 쓰지 못하고, 어쩌다가 어렵게 반응을 보이더라도 1분 내로 금방 죽어버리는 것이었다.

몇 번 이런 일이 있고 나면 안달하던 여성들은 "겉만 멀쩡했지 알고 보니 아무것도 아니잖아. 애꿎게 기대만 부풀려 놓고는 결국은 별 볼일 없잖아!" 실망하면서 등을 돌렸고, 그는 가엾고 측은한 남자로 전락되어 자존심과 체면이 말이 아니었다. 이런 연유로 그는 남 보기에 이상할 만큼 파트너와의 밤을 피했던 것이다.

"여자는 많지만 섹스를 그렇게 밝히는 성격이 아닙니다. 하지만 최소한 여자의 자존심은 지켜주고 싶습니다. 계속 유혹하는데 목석 같으니 제게 매달리는 여자들은 무시당하는 기분이 들 것이고, 저는 상대에게 미안한 생각도 들고요."

섹스로 남자의 사랑을 확인하려는 여자의 요구에 보답하지 못해 벙어리 냉가슴을 앓고 있었던 것이다. 아! 이 얼마나 얄궂은 운명의 장난인가? 여자와 동침하는 것을 계속 거부하는 P씨에게 상대방은 후끈 달아서 더욱더 그를 좋아하니, 이 또한 가슴을 칠 일이 아닌가? P씨는 겉으로는 세련되게 폼을 잡지만, 이제는 여자와 데이트를 하는 것도 부담스러워 멀리하는 서러운 처지가 됐다는 것이다.

●●● P씨의 고민을 해결하기 위해 자가 주사요법을 시작했다. 다행히 그의 물건은 힘 있게 젊음을 되찾는 반응을 보였다. 치료법을 테스트하기 위해 그는 여행을 다녀오겠다는 말을 남기고 갔다. 그리고 며칠 후 진료실에 불쑥 나타났다.

"선생님, 그것 참 희한하네요. 이렇게 좋은 것도 있었나요. 그렇게 부담스럽게 느껴지던 여자의 유혹이 이제는 더 그리워집니다." P씨가 환하게 웃으며 말했다. 예전의 피하고 싶던 인기가 도리어 인생의 기쁨으로 변했다는 것이다.

남자의 그것이 뭐기에 움츠린 어깨를 펴게 하고, 절망감과 자신감으로 지옥과 천당을 넘나들게 만드는가. "역시 남자는 그게 잘돼야 세상 사는 맛이 나는구나." 당당히 어깨를 펴고 나가는 P씨의 뒷모습을 바라보며 남성 주치의로서 새삼 느끼는 바가 있었다.

'남성'을 강하게 하는 비결

성(性)은 전반적인 신체 건강의 대변자다. 성기능에 이상이 생기면 건강에 적신호가 온 것이라고 해도 과언이 아니다. 건강이 양호하면 성기능은 왕성해지기 때문이다.

금융회사 간부인 50대의 L씨가 그런 경우였다. L씨는 얼마 전부터 피곤하고 기억력이 떨어지면서 근력도 상당히 약해진 것을 느꼈다. 그러던 어느 날 성관계 도중 갑자기 페니스가 시들시들해지면서 부부관계를 끝까지 못하고 중단했다. 그러나 섹시한 여자를 보면 그런대로 아랫도리에 힘이 들어가면서 민감한 반응이 있었다. 그런데 아내 옆에만 가면 음경이 딱딱해지지 않고 성교 중간에 힘이 없어지는 것이다.

이렇듯 특정한 경우에 성기능이 마비되는 것을 '상대의존성'이라고 한다. 이는 성기능 저하의 대표적인 현상이다. L씨는 건강이 나빠지면서 성기능 저하가 나타난 전형적인 경우다. 성기능과 건강한 신체는 밀접하게 연결되어 있다. 건강이 나쁘면 성기능도 원활하지 못하게 된다. 때문에 성기능을 회복시키기 위해서는 전반적으로 건강을 증진시켜야 한다. 이는 완전한 의미에서 기능장애의 치료라고 할 수 있으며 모든 남성이 바라는 바다. 기존의 성기능장애 치료법들은 발기를 인위적으로 유발시키는 방법으로, 사용할 때만 일시적인 효과가 있을 뿐 사용하지 않으면 다시 기능 저하를 보이기 때문이다.

●●● 남성의 기능을 회복하기 위해서는 기능 감소의 원인을 찾아 없애는 게 중요하다. 이는 바로 건강을 되찾는 길이기도 하다. 따라서 성기능에 이상이 생기면 바로 전문가를 찾아 그 원인을 점검해야 한다.

성기능 감소의 원인 중 가장 중요한 것은 호르몬이 감소하는 현상이다. 남성호르몬은 남성을 남성답게 만들며 남성의 성기능을 유지하기 때문에 부족하면 남성으로서의 전반적인 기능이 떨어진다.

남성의 기능 감소와 관련된 대표적인 호르몬은 남성호르몬, 성장호르몬, DHEA, 멜라토닌 등이다. 이런 호르몬에 이상이 생기면 반드시 교정을 해야 건강을 되찾을 수 있으며 동시에 성기능이 회복될 수 있다.

음경의 혈액순환이 원활하지 못해도 발기에 이상이 생긴다. 그러므로 비만, 고지혈증, 고혈압, 동맥경화, 당뇨 등 혈액순환에 지장을 주는 질환이 발견되면 바로 치료해야 한다. 또한 전립선이 좋지 않을 때도 기능 저하가 올 수 있기 때문에 전립선도 건강해야 한다. 전문가를 찾아 도움을 받는 것도 필요하지만 스스로 건강을 찾기 위해 노력하는 것도 이에 못지않게 중요하다.

심한 스트레스, 흡연, 과도한 음주 그리고 운동 부족 등 생활 전반에 걸친 여러 가지 요소도 기능에 영향을 준다. 따라서 규칙적인 운동과 함께 건전한 생활방식을 영위하는 것이 정력 있는 남성을 유지하는 데 필요하다.

종합검진도 성에 따라 접근해야 한다

남성들을 위한 남성 종합검진

남성과 여성 간의 유니섹스(unisex) 열풍에 이어 새로운 경향은 성 특이화(gender specific)이다. 남성과 여성을 하나로 취급하는 것과 달리 여성은 여성대로, 남성은 남성대로 그 특징에 맞추어 접근한다는 것이다. 건강에 있어서는 더욱이 그러하다.

"아니! 항문에 손가락을 넣는다니 웬 말입니까?"

50대 초반의 회사 이사인 H씨가 전립선 검사를 받기 전에 놀라면서 한 이야기다. H씨는 오줌발이 약해지기도 했거니와 기력도 예전 같지 않았다.

몸에 이상이 생긴 건 아닌가 싶어 클리닉을 찾았던 것. 전립선은 항문을 통해 검사하므로 의사는 그의 항문에 손가락을 넣었다. 검사를 받고 난 후 H씨는 전립선에 대한 불안감이 완전히 없어졌고, 남성의 기능에도 자신감을 찾게 되었다.

이런 남성들을 위한 특별한 검사는 일반적인 종합검진에서 다루어지지 않는다. 전립선은 남성에게만 있는 기관으로 남성들을 괴롭히는 대표적인 것들 중 하나. 성기능을 비롯한 남성의 활력은 남성의 자존심이 걸려 있는 중요한 부분이다. 이런 남성들만의 특이한 기능을 알아 미연에 예방하는 것은 꼭 필요한 일이다.

● ● ● 종합검진도 성(性)에 따라 적절하게 접근해야 하는 이유는 여성과 남성의 신체와 생리가 판이하게 다르기 때문이다. 여성에게는 아기를 낳기 위해 필요한 자궁이나 윤기 있는 피부를 유지하기 위한 지방선 등이 있다. 반면에 남성은 남성다움, 즉 많은 근육질, 튼튼한 뼈, 공격적인 성향, 생식기가 힘차게 힘을 받는 현상 등이 있다. 이런 차이점 때문에 남성은 남성대로의 특이한 접근이 필요하다.

1970년대부터 여성들을 위해 시작된 폐경 치료의 발전은 이런 성 특이성에 의해 접근한 성공적인 사례로 볼 수 있다. 그러나 그동안 남성의 기능 저하에는 관심을 두지 않았다. 이제는 남성의 특징을 살려 보다 효율적으로 질병을 예방하고 치료하는 남성 건강을 위한 시대가 온 것이다.

남성을 위한 건강검진 역시 기본 검사가 필요하다. 주요 장기의 기능을 알아보는 검사와 당뇨, 고지혈증 등을 살펴보는 검사가 있다. 그 외에도 남성 특유의 기능을 반드시 살펴야 한다. 전립선과 성기능 그리고 남성의 활력과 기능을 유지해 주는 호르몬 상태를 체크해야 한다.

요속 측정과 배뇨증상 분석, 전립선 항원 검사, 직장수지 검사를 시행한다. 체지방 정도를 알아보기 위해 체구성 성분 분석을 하며 필요하면 잔뇨 측정, 발기유발 검사, 음경과 전립선 초음파 검사를 한다. 또한 남성의 대표적 호르몬인 남성호르몬을 측정하고 경우에 따라 DHEA, 성장호르몬도 알아본다.

전반적인 건강 상태뿐만 아니라 남성의 기능 저하를 포괄적이며 심도 있게 알아내고 치료하는 것이 보다 나은 남성의 삶을 영위하는 데 중요하다. 이것은 남성에게 가장 알맞은 남성건강 종합검진을 통해서만 가능하다.

도대체 하고 싶은 생각이 들지 않아요

술은 오래전부터 역사의 한 귀퉁이에서 인간의 삶과 함께 하였다. '술은 시를 낚는 낚시요, 근심을 쓰는 빗자루' 라고 읊은 중국 풍류 시인인 동파(東坡) 소식(蘇軾)도 사천의 '비통주' 라는 술로 인생을 음미하면서 일생을 남다르게 보냈다.

술에는 인간의 낭만과 진실을 담을 수 있어서 그런 것이 아닐까. 적당한 음주는 인간에게 좋은 영향을 끼친다. 그러나 과한 술은 인간을 파멸의 종말로 이끄는 재앙물이 되기 쉽다. 성기능도 술에 영향을 받는 전형적인 신체의 기능이며, 술로 인해 성기능에 이상이 생겨 클리닉을 찾는 사람들이 적지 않다.

K씨는 갑자기 발기부전의 늪에 빠져 아내와 함께 클리닉을 찾아왔다. "이 양반은 술이라면 사족을 못 써요. 거의 매일 술을 마시고 이틀에 한번은 꼭 지가 삐뚤어지게 마십니다." 그의 아내는 옆에서 이제는 포기했다는 듯이 넋두리를 늘어 놓았다.

거래처 술대접, 각종 모임 등으로 술집에 출근하는 습관이 몸에 밴 것이었다. 그러다 보니 섹스를 하고 싶은 생각이 없어졌고, 부부관계는 1년에 한두 번 정도 하는 게 고작이었다.

●●● 사용하기에 따라서 하찮은 것이 되기도 하고 가장 값어치 있는 것이 되기도 하는 것들이 우리 주위에는 많다. 술도 그런 것들 중 하나가 아닐까. 술은 적당히 마시면 심리적 안정을 주어 발기에 도움이 된다. 시인 백낙천은 "만약에 내가 술을 버린다면 무엇으로 늙음을 달래며 더불어 살 건가"라며 술을 찬양했다. 그에게 술은 마음의 위안과 정신적인 스트레스를 해소하는 매개체였던 것이다.

적당한 알코올은 음경의 혈액순환을 좋게 하며 발기에 도움을 준다. 하지만 알코올의 농도가 지나치면 간이나 고환에 독작용을 하듯이 페니스에도 직접 영향을 미치고 대뇌 중추에까지 작용해 발기력을 떨어뜨린다. 또 과한 술은 간기능의 이상을 초래하고 남성호르몬이 감소하며 말초신경이 손상된다. 그리하여 성욕이 떨어지면서 발기부전이 되어 영원히 남성의 역할을 못하게 된다.

남성의 성기능은 신체의 건강 상태를 대변한다고 해도 과언이 아니다. 가끔씩 발기에 이상을 느끼거나 어색한 분위기에서 발기가 안 되는 남성에게 술을 조심시키면 발기력이 되돌아오는 것은 성클리닉에서 흔히 볼 수 있는 현상이다.

건강하고 즐거운 성 생활을 즐기려면

쓰지 않으면 기능은 떨어지고 쇠퇴해지는 법

　주차장에 장기간 방치된 승용차가 있었다. 자동차 주인은 멀리 여행을 떠난 듯 먼지가 뽀얗게 앉아 있었다. 하루는 그 차에서 변화가 일어났다. 네 바퀴 중 한 개의 바람이 빠져 차체가 한쪽으로 기울어진 것이다. 이렇듯 기계는 사용하지 않으면 자연적으로 그 기능이 떨어지고 쇠퇴하는 법. 사람의 몸도 마찬가지다.

　"집사람과 부부관계만 원만하면 세상에 부러울 게 없을 것 같아요. 1년 동안이나 성행위를 포기하면서 살았더니 이제는 아예 되질 않습니다.”

대기업의 이사인 40대 초반의 H씨는 상태가 심각했다. 남성클리닉 간판을 걸어 놓은 곳은 안 가본 곳이 없을 정도였다. 그는 아내와 관계를 가질 때면 발기가 금방 시들어버려 도저히 아내를 만족시킬 수 없었다. 상황이 이렇다 보니 섹스 자체가 두려워져 기피하게 되었다. 자신의 무능력으로 인해 자존심이 망가지는 비참함을 맛보기 싫었기 때문이다.

다행스러운 것은 아내 역시 남편과의 섹스를 거의 포기하고 지내는 상태였다. 아내는 월경을 전후해 가끔씩 성욕을 느꼈지만 남편이 발기 이상으로 자신감을 잃어 가는 것을 알고는 더 이상 부부관계를 요구하지 않았다. 이런 가운데서도 H씨는 가뭄에 콩 나듯 부부관계를 하곤 했는데, 그때마다 비참함은 반복되었다.

●●● H씨의 경우처럼 섹스를 하지 않아 음경이 발기되지 않으면 그만큼 더 발기능력은 쇠퇴하게 된다. 이와는 반대로 사용하면 할수록 기능이 좋아지는 게 음경이다. 음경의 발기는 페니스 안에 있는 혈관이 예민하게 이완되면서 근육이 힘차게 늘어나는 현상이다. 늘어난 근육에 의하여 혈액의 유입이 가속화되고, 들어온 혈액은 다시 음경을 팽창시켜 신경전달물질들을 생성하고 배출시킨다.

오랫동안 성교를 하지 않으면 이런 생리가 일어나지 않고 혈관과 근육의 작용이 쇠퇴하여 기능이 떨어지게 된다. 반대로 정기적으로 성교를 해 페니스 운동을 시키면 신경전달물질들이 더 왕성하게 분비되고 상호 긴밀하게 연결되어 기능이 증강된다. H씨의 경우, 처음에 발기에 이상이 있어 성관계를 하지 않았고, 이로 인해 기능이 더 나빠지는 악순환의 고리에 빠졌던 것이다.

●●● 검사 결과 다행히 H씨는 발기부전을 유발하는 특별한 원인이 없었다. 그래서 경구용 약제를 사용하여 발기를 완벽하게 만드는 치료를 받기 시작했다. 그뒤 H씨는 훌륭히 섹스를 마칠 수 있었다. 비록 약물의 도움은 받았지만 음경을 충분히 운동시킬 수 있었던 것이다.

이런 방법을 몇 번 시도한 뒤에는 약물의 도움 없이도 발기가 가능해져 H씨는 자신감을 가지게 되었다. 이런 현상은 음경이 발기함으로써 발기의 메커니즘이 살아났기 때문이다.

남성들이 발기에 이상을 느낄 때는 섹스를 멀리하지 말고 바로 전문가를 찾아야 한다. 나이가 들어 '섹스, 그까짓 것 안 하고 말지' 하고 포기하다 보면 남성의 기능은 점점 저하되어 회복이 곤란한 지경에까지 이르게 된다. 적절한 성생활은 남성 활력의 원천이다. 남성이 자신감을 찾고 남성 기능이 쇠퇴하는 것을 방지하기 위하여 성행위를 자주 하는 것이 바람직하다.

알맞은 운동이 최고

너무 지나치면 오히려 나쁜 결과를 낳는 것은 모든 세상사의 진리이다.

운동도 마찬가지다. 적당한 운동은 몸에 좋지만 지나치면 건강에 나쁜 영향을 미친다.

중소기업의 사장인 50대 초반의 H씨는 바쁜 회사 일로 운동할 시간이 없었다. 고작 시간이 나는 것은 일요일. 그래도 운동을 해야겠기에 이날만은 어김없이 등산을 간다. 일주일에 한 번 하는 운동이기에 약 5~6시간 정도 산행을 했다. 산행이 끝나면 힘이 들어 노곤해지면서 몸이 축 처졌지만 그래도 운동을 했다는 안도감에 기분은 좋았다. H씨는 일요일마다 운동을 했지만 안타깝게도 운동의 효과가 전혀 나타나지 않았고 오히려 건강에 나쁜 주말을 보낸 것이다.

●●● 운동을 하면 혈액순환이 좋아지고 지방질, 혈압, 혈당, 체지방을 감소시켜 동맥경화가 줄어들고 심폐기능이 월등하게 향상된다. 또한 스트레스에 보다 적극적으로 대처하게 되고 수면을 원활하게 하여 건강에 유익하다는 것은 잘 알려져 있는 사실이다. 이처럼 운동이 남성의 활력 증진에 미치는 영향은 지대하기 때문에 모든 남성은 운동을 해야 한다.

그러나 중요한 것은 운동을 하더라도 운동의 효과가 나타나야 한다. 심한 운동을 하면 운동에 필요한 에너지를 만드는 과정에서 활성산소(프리래디컬)가 과도하게 만들어진다. 이런 현상은 오히려 건강에 해롭기 때문에 너무 힘들게 운동을 하는 것은 권하지 않는다.

적당한 운동을 위해서는 강도가 중요하다. 본인이 느끼기에 '적당하다'

와 ‘힘들다’ 사이면 목표 심박수에 해당되는 운동의 강도라고 판단해도 좋다. 또 일주일에 3~5회 정도 운동해야 효과가 있다. 운동을 할 때는 충분한 운동 강도에 도달한 후 20~60분 정도 지속해야 효과를 볼 수 있다. 적절한 운동 강도에 도달하는 데 시간이 걸리는 것을 감안하면, 운동시간은 최소한 30분 이상 되어야 한다. 운동이 끝난 후에도 약 5분 동안 강도를 낮추면서 정리운동을 하는 것이 좋다.

운동을 할 틈이 없다면 가까운 거리는 걷는다든지, 계단을 걸어 올라간다든지, 지하철을 이용하여 다니는 등 생활 속에서 운동하는 생활습관을 갖도록 노력하는 것이 건강한 생활의 기본이다.

자전거와 고개 숙인 남자

바람을 가르며 질주하는 자전거 타기. 스트레스 해소가 될 뿐 아니라 건강에 유익하기 때문에 많이 하는 운동이다. 하지만 자전거 타기는 남성들에게 자칫하면 성기능 저하를 유발할 수 있기에 조심해야 한다.

“선생님, 밑이 무지하게 저려서 왔습니다. 더 문제인 것은 밑이 꿈쩍도 않고 전혀 작동하지 않습니다.”

식당을 운영하는 40대 후반의 P씨는 자전거를 즐겨 탄다. 본래 성격이 속력 내는 것을 즐길 뿐만 아니라, 답답한 실내보다는 신선한 공기를 마시면서 운동하는 것을 좋아했기 때문이다. 어느날 그는 자전거를 타다가 갑자기 음경이 저린 느낌을 받았다. ‘고환의 핏줄이 눌리면서 마비가 되어서 그럴까?’ P씨는 성관계를 가지면 불편함이 없어질 것이라는 생각에 아내에게 다가가 음경을 운동시키려 성관계를 시도했다. 그러나 평소에는 문제가 없었던 음경이 꿈적도 않고 전혀 작동을 하지 않았다. 그리고 저린 현상이 4~5시간 정도 지속되고는 좀처럼 풀리지 않았다. 불안해진 P씨는 결국 병원을 찾게 되었다.

● ● ● ● 헬스클럽에서 서로 이야기하면서 자전거의 페달을 천천히 돌리며 운동하는 사람들을 흔히 본다. 자전거는 우선 자리에 여유가 있고 신문과 TV도 볼 수 있어 자전거 타는 사람이 많다. 그러나 이런 운동이 발기를 저하시킨다는 게 정설로 받아들여지고 있다.

자전거 타기가 성기능에 좋지 않다는 연구 결과는 1998년 세계성기능장애학회에서 처음으로 제기되었다. 그러나 한 가지 연구가 발표되더라도 학회는 연구 결과를 경솔하게 인정하지 않고 정설로 받아주질 않는다. 그리고는 처음의 주장이 사실인지를 밝히기 위해 시간을 두고 후속 연구 결과를 살핀다. 그리하여 요 근래 자전거를 타면 발기부전이 올 수 있다는 것이 정설로 인정받게 되었다.

음경은 허리 쪽에서 나오는 대동맥에서 피를 공급받아 발기가 된다. 대동맥은 골반으로 들어가는 터널(의학명: 알콕스 캐널)을 통하여 골반과 음경으로 들어가는데, 자전거를 타면 동맥이 이 터널에 눌리어 피가 잘 통하지 않을 수 있다. 그러다가 결국은 음경에 혈액을 공급하지 못하여 발기부전이 오는 것이다. 그러므로 남성들의 경우 자전거 타기는 피하는 것이 좋다. 자전거를 탈 때는 이러한 가능성을 생각해 늘 몸 상태를 관찰하고 판단하여야 한다. 더군다나 소변을 볼 때 불편하거나 음경이 저린 것을 가끔씩 느끼는 사람은 자전거 타기를 하지 않는 것이 좋다. 생업을 위해 어쩔 수 없이 자전거를 타야 하는 경우에는 안장이 골반을 꽉 누르지 않도록 스펀지를 대거나 폭이 넓고 부드러운 안장을 사용하는 것이 좋다. 그리고 30분마다 반드시 자전거 타기를 멈추고 하반신 운동을 하여 골반을 풀어주는 것이 필요하다.

그러나 인간의 몸은 항상 획일적인 것이 아니기 때문에 예외는 있을 수 있다. 오래전부터 이상 없이 자전거를 탔던 사람이나 건강을 지키는 데 자전거 타기가 가장 알맞은 사람들이 여기에 해당된다. 이러한 사람들은 아무 문제 없이 자전거를 탈 수 있다. 그러나 자전거 타기가 남성의 기능을 떨어뜨릴 수 있다는 사실을 염두에 두고 자전거를 탈 때 자신에게 미치는 득과 실을 잘 살펴야 할 것이다.

PART 2

성생활에 지장을 주는 것들

성기능장애는 인체의 여러 가지 원인들이 복합적으로 작용해 발생하는 일종의 증상이다.

심리적인 것도 있지만 생활습관 중 남성의 기능을 억압하는 요소들도 한몫한다.

이런 요소들 중에서 대표적인 것이 운동 부족, 과음, 흡연, 스트레스 등이다.

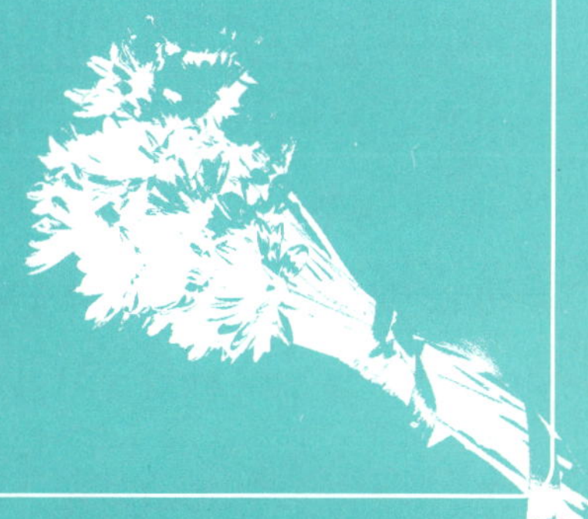

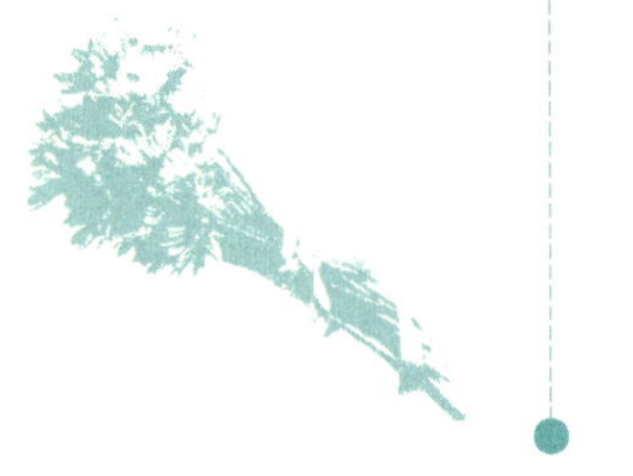

복부 비만은 남성의 적

갱년기 남성 최대의 적, 복부 비만

대기업에서 퇴직을 하고 인터넷 관련 벤처 회사를 차린 40대 중반의 H 씨. 정신없이 하루하루를 보내던 그는 문득 자신의 아랫배가 눈에 띄게 나온 것을 발견했다. 체중은 늘지 않았으나 유독 배가 나오며 가슴도 커지는 것이었다. 등산을 할 때도 기력이 확연히 떨어져 산을 오르는 데 점점 힘이 부쳤다. 부부생활에서도 변화가 나타났다. 발기력이 떨어지면서 부부관계 도중 '남성'에 힘이 빠져 부부관계를 끝까지 마치지 못하는 일도 종종 생겼다.

● ● ● 한때 중년의 복부 비만은 인격과 비례한다는 얘기가 있었다. 중년의 남성에게 배가 나오는 현상은 흔히 있는 일이었다. 그런데 발기이상을 호소하는 사람들 중에 복부 비만인 경우가 거의 60%에 달하는 것으로 나타났다. 대개 여성들은 허벅지나 엉덩이에 기름기가 쉽게 쌓이는데 반해 복부 비만은 남성들에게 주로 생긴다.

복부에 기름기가 끼면 기름 덩어리가 바로 심장으로 가기 때문에 건강에 특히 좋지 않다. 또한 요 근래 새로운 개념으로 소개되고 있는 대사(代謝)증후군의 직접적인 원인으로 복부 비만이 작용하기도 한다. 여기서 대사증후군이란 고혈압, 당뇨, 콜레스테롤의 증가 등 각종 성인병이 동시에 서로 연관성을 가지며 다발적으로 나타나는 현상을 말한다.

복부 비만은 음경의 혈액순환을 방해해 성기능 저하를 일으키기 때문에 갱년기 남성의 복부 비만은 특별히 관리되고 철저히 치료되어야 한다. 그렇다면 뱃살이 어느 정도 나와야 복부 비만일까. 허리에서 가장 많이 튀어나온 부분을 재어 허리둘레가 90㎝(35인치) 이상이면 복부 비만이라고 할 수 있다.

● ● ● 어떻게 하면 발기부전의 원인이 되는 뱃살을 효과적으로 줄일 수 있을까. 뱃살을 줄이기 위해서는 칼로리가 과다하게 몸으로 들어가는 것을 막아야 하며, 동시에 칼로리를 될 수 있는 대로 많이 소모해야 한다. 과다한 칼로리 섭취는 갱년기 남성 뱃살의 주범. 그 중 남성들의 음주 문화를 빼

놓을 수 없다. 술을 마실 때는 약하게 마시고, 안주를 필요 이상으로 먹지 않는 게 좋다. 또한 평상시 먹는 음식의 양을 70% 정도로 줄이는 것도 필요하다. 이런 식이요법은 이론적으로는 가능하지만 실천을 하기란 그리 쉽지 않다. 그러나 남성의 기능과 건강을 유지하기 위해서는 반드시 이를 숙지하고 지키는 것이 중요하다.

칼로리를 배출하기 위해 무엇보다도 효과적이며 필수적인 것이 바로 운동이다. 여러 운동 중에서 유산소 운동이 심폐기능의 활성화와 칼로리 연소에 효과적이며, 근력 운동도 함께 하는 것이 도움이 된다. 운동은 일주일에 5번 정도 걷기 · 달리기 · 수영 등의 유산소 운동을 40분, 근력 운동을 20분 정도 꾸준히 하는 것이 가장 좋다.

● ● ● 칼로리 외의 요인으로는 호르몬이 부족할 때 비만이 생길 수 있다. H씨 역시 발기부전의 원인으로 성장호르몬의 분비가 현저히 감소되어 있었고 이런 호르몬의 저하가 복부 비만의 원인으로 작용했던 것이다. 이러한 경우는 호르몬을 교정해야 성공적으로 뱃살을 뺄 수 있다. H씨는 식사 조절과 운동요법을 시행함과 동시에 성장호르몬 치료를 하고 나서 복부 비만도 줄이고, 강한 남성을 다시 찾을 수 있었다. 그러나 동전에도 양면이 있듯이 호르몬요법을 할 때 부종, 관절통, 근육통 등의 부작용이 발생할 수 있으므로 반드시 전문가를 찾아야 한다.

부부관계 망치는 성병

성교를 하지 않아도 걸린다

"저의 결백을 증명해 주셔야겠습니다."

휴일 아침 동료 의사인 M씨에게 전화를 받았다. M씨는 아내에게 성병을 옮겼다는 누명(?)을 쓴 채 한바탕 부부싸움을 하고서는 급기야 구원을 요청한 것이다. 사연인 즉 다음과 같았다.

얼마 전에 부부관계를 하고 난 후 M씨의 아내는 이상하게도 생식기가 심하게 가렵다는 말을 남편에게 했다. 그는 성병에 걸릴 만한 기회가 없었기 때문에 사랑을 조금 격하게 해서 그런가 하고는 대수롭지 않게 지나갔다. 그러나 아내는 팬티에 피 같은 것이 점점이 묻어 있는 것을 발견했고 음모 밑의 피부가 심하게 헐기 시작했다. 때를 같이 해 그도 같은 증상이 나타났다.

그는 가려운 털 부분을 유심히 살펴본 결과 꾸물꾸물 기어 다니는 이상한 물체를 발견했다. 결국 남편으로 인해 성병에 걸렸다고 생각한 아내는 남편이 부정을 저질렀다고 단정하고 대대적인 부부싸움을 시작한 것. 그러나 그는 결코 다른 여자와 성관계를 갖지 않았고 답답한 마음에 성병 전문가에게 구원을 요청한 것이다.

자세히 살펴본 결과 M씨가 '사면발니' 라는 성병에 감염된 것은 사실이었다. 그러나 부정한 여자관계 때문이 아니라 다른 경로를 통해 성병에 걸린 것이다. M씨는 매일 아침 헬스클럽에서 운동하는데 그때 공동으로 사용하는 운동복에 사면발니 병균이 묻어서 그에게 옮겨졌던 것이었다.

●●● 이렇듯 성병은 성교에 의하지 않아도 전염될 수 있기 때문에 주의가 필요하다. 성병은 주로 성관계에 의해 전염되는 질환으로서 의학적으로 성전파성 질환(STD : Sexually Transmitted Disease)이라고 한다. 자신도 모르는 사이에 배우자에게 성병을 옮겨 부부 사이를 악화시키는 경우가 허다하다. 그러므로 성병은 다른 질환에 비해 보다 철저히 예방해야 하며 또한 적절하게 치료해야 한다.

성병 중에는 성교를 하지 않아도 타인에게 전염되는 병들이 있기 때문에 이에 대해 자세히 알아두고 대비하는 것이 중요하다. 이런 성병 중에 가장 대표적인 것이 '사면발니'라는 기생충이며 근래 급격한 증가 추세를 보이고 있다.

M씨의 경우 다른 여자와 성교를 하지 않았지만 부주의로 인해 성병에 걸려 아내에게 옮아간 대표적인 케이스다. 병균이 서식하는 더러운 이불을 사용한다든지(모텔이나 침대칸 열차의 침구 등), 좌변기에 묻어 있던 기생충이 옮아올 수도 있다. 또한 다른 사람과 함께 사용하는 헬스복과 찜질방옷에서도 전염될 수 있다.

이런 성병은 콘돔을 사용하더라도 전염될 수 있기 때문에 세심한 주의가 필요하다. 그렇다면 성병을 효율적으로 예방하려면 어떻게 해야 할까? 우선 부적절한 성관계는 하지 않는 것이 현명하다. 굳이 성교를 한다면 콘돔을 사용해야 한다. 특히 술에 취하면 콘돔을 사용하지 않는 경우가 많으므로 주의해야 한다.

그리고 성교 후에 흐르는 물로 음모를 잘 씻으면 성병을 예방할 수 있다. 더러운 좌변기를 사용할 때는 휴지 등으로 잘 닦은 후 사용하는 것이 좋다. 더러운 이불을 이용할 경우 옷을 입은 채 취침하는 것이 바람직하다. 헬스복도 자신의 것을 입는 것이 좋으며 공동으로 사용하는 헬스복을 입을 때는 반드시 팬티를 입은 채로 이용하도록 한다.

●●●● 음모나 음낭이 가렵거나 생식기 주위에 이상한 증상이 나타나면

즉시 생식기 전문 의사를 찾아야 한다. 만약에 부인에게 전염되면 문제가 더 심각해지기도 하거니와 성병은 빨리 발견하면 할수록 치료가 용이하기 때문이다. 다행히 요 근래 성병 진단에 많은 발전이 있어 병균의 유전자를 검사해 좀더 정확하게 병원균을 알아내고 맞춤형으로 약제를 선택하고 있다. 그리고 우수한 항생제가 개발되어 고질성의 성병도 잘 치료되고 있다.

깨끗하고 후회 없는 사랑을 나누기 위해서는 성병에 대해 정확한 지식을 가져야 하며, 성병에 걸리지 않도록 예방과 정기검진이 필요하다.

자신도 모르고 앓는 성병

40대 초반의 K씨는 음경의 피부가 헐어서 병원을 찾았다. 10년 전 한창 유행했던 퇴폐 이발소를 친구와 함께 찾은 것이 화근이었다. 다행히 치료가 잘되어 요도염은 깨끗이 나았으나 아내에게 성병이 전염되었다. K씨는 한 번의 실수로 인해 가정이 파탄 날 정도로 고생을 했다. 그 후로 외도를 하지 않았고 전혀 이상 증세 없이 지냈는데 최근 음경에서 이상한 상처를 발견했다. 자신도 모르게 만기 잠복 매독을 앓고 있었던 것이다.

●●● 성병은 성교로 인해 생기는 질환으로 상대방에게 전염시킨다는 특징이 있다. 기생충의 감염, 바이러스에 의한 사마귀와 피부병, 요도와 질의 염증, 골반염, 매독과 에이즈 등이 성병에 속하는 질병이며 간염까지도 이에 속한다.

　최근 미국의 건강 전문 학술지는 히스페닉계 미국인들에게서 에이즈가 3배 이상 증가하고 있다는 충격적인 보고를 했다. 이들이 성병을 예방하는 노력을 하지 않은 게 이유. 그러면 예방을 할 수 있는 방법은 무엇일까. 에이즈 관련 학술 잡지는 콘돔 사용으로 모든 성병을 예방할 수는 없다고 강조한다. 그러므로 이성간의 부적절한 관계는 피하는 것이 좋으며 예방이 필요한 경우에는 콘돔을 사용하는 것이 가장 효율적이다.

　성교를 하고 난 후 요도염에 걸리면 배뇨 통증이나 요도 분비액의 이상 증상이 나타난다. 요도염은 항생제를 사용하면 비교적 치료가 잘된다. 요도염이 치료되면 성병에서 완전히 해방되었다고 생각하지만 본인도 모르는 상태에서 다른 병균이 인체 내로 침입해 번식을 하고 있을 가능성이 있다. 성교를 통해 감염되는 질환들은 성기뿐만 아니라 몸 전체로 퍼지는 것도 있기 때문이다. 매독과 에이즈 병균은 혈액을 타고 전신에 병변을 나타낸다. 특히 이러한 질환들은 잠복기가 길어 증상이 나타나지 않는 경우가 많아 환자 자신도 모르고 지내는 경우가 허다하다.

　성병은 예방이 가장 중요하기 때문에 항상 콘돔의 사용을 염두에 두어야 한다. 또한 성병에 걸리면 요도염뿐만 아니라 매독과 에이즈를 알아보기 위해 혈액 검사를 해야 한다. 매독과 에이즈는 성교를 통하지 않고 전염이 가능하기 때문에 가족과 동료를 위해 이에 대한 검사가 반드시 필요하다.

이상 증상이 있으면 바로 병원을 찾아라

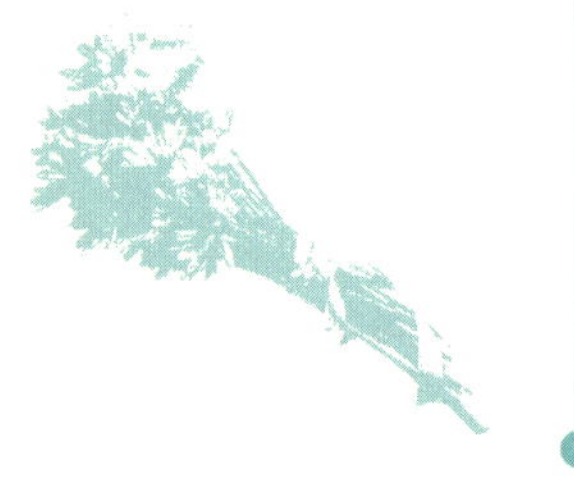

사정액의 적색경보

몸의 어딘가에서 피가 나오면 어느 누구라도 암에 걸렸거나 심각한 이상이 생긴 징후로 여기며 불안감을 가지게 된다. 특히 성행위의 절정기에 뿜어져 나오는 사정액에 피가 비치면 더욱더 긴장하게 된다.

40대 후반의 Y씨는 가족들을 미국에 보내고 '기러기 아빠' 로 혼자 생활하고 있었다. 한 달에 한 번 정도 자위행위를 하곤 했는데, 어느 날 소변을 볼 때 끝이 불편하면서 사정액의 색깔이 벌겋게 변했다. 깜짝 놀라 사정액을 살펴보니 피가 섞여 있었다. 당황해 병원을 찾은 Y씨는 정낭 염증이라는 진단을 받고 약물을 복용한 후 정상 상태로 돌아왔다.

●●● 사정액에 피가 섞여 나오는 것을 '혈정자증' 이라고 하는데, 남성이라면 누구나 한번쯤 경험하는 현상이다. 정액을 만들거나 정액이 지나가는 경로에 이상이 있으면 사정액에 피가 섞여 나온다. 정낭은 사정액의 60% 가량을 만드는 작은 주머니로 사정관이 전립선에 들어가는 길목에 있다. 그러므로 정낭에 물주머니나 결석이 생기거나, 염증이 있거나, 통로가 좁아지면 혈정자증이 생긴다. 그 외 전립선과 사정관에 결석이나 염증이 있으면 사정액에 피가 섞여 나올 수 있다.

혈정자증은 후유증 없이 비교적 치료가 잘되는 질환이다. 그러나 최근 저명한 병리학술 잡지는 정낭의 만성 염증에 의해 발생한 암을 보고했다. 그러므로 혈정자증이 계속되면 그 원인을 정확하게 진단하고 이에 따라 치료를 해야 한다. 혈정자증이 발견되면 소변 검사를 통해 생식기의 염증 여부를 알아보고, 직장을 통해 전립선과 정낭을 만져보거나 초음파로 정낭의 이상 여부를 진단한다.

최근 진단 기기의 발달로 약 5㎜ 굵기의 정낭관에 내시경을 넣어 정낭 속을 직접 눈으로 들여다보며 정확하게 진단하는 기술도 개발되었다. 또한 자기공명검사인 MRI를 이용해 보다 정확하게 진단할 수 있다. 그러나 이러한 방법들은 검사비가 비싸다는 단점이 있으며 치료방법의 선택에 별 도움을 주지 못한다. 비용을 고려한다면 직장을 통한 초음파 검사가 가장 정확하며 효율적인 방법으로 현재까지 받아들여지고 있다.

혈정자증을 치료할 때는 여성호르몬이나 바이오피드백 물리치료를 통해 사정관이 지나는 부분의 부종을 가라앉히며, 항생제를 사용해 염증을 조절한다. 결석이 있을 때는 수술하기도 한다.

남성들이여, 사정액에 피가 발견되더라도 당황하지 말고 가까운 남성 전문 클리닉을 찾자.

겨울철의 불청객, 배뇨곤란과 뇌혈관질환

계절이 바뀌면 새롭게 느끼는 상쾌함도 있으나 쉽게 찾아오는 불청객들이 있다. 갱년기 남성들을 괴롭히는 오줌소태와 갑자기 발생하는 뇌혈관질환이 겨울철에 흔한 건강의 적신호이다.

겨울철 외부의 찬 공기에 인체가 노출되면 근육이 떨리고 혈관이 수축되며 스트레스와 관련된 호르몬이 분비되는 등 일련의 생리현상이 인체 내에서 일어난다. 이런 변화에 민감한 부분이 방광, 전립선 그리고 혈관이다.

추위에 노출되면 소변 나오는 길이 수축되어 수도꼭지가 막히듯 요도를 막는다. 그 결과 소변 줄기가 가늘어지고 한참 뜸을 들여야 소변이 나오며 배뇨 후 팬티가 젖는다. 방광도 기능이 약해져 소변을 참지 못하고 자주 보게 된다. 배뇨가 곤란한 상태가 지속되면 방광에 오줌이 남게 되어 잔뇨감을 느낀다. 그리고 수면 중에 화장실을 자주 가서 피곤함을 느낀다.

추운 곳에 인체가 노출되면 혈관이 수축되고 탄력성도 떨어져서 고혈압과 심장병이 악화되며, 갑작스러운 뇌혈관질환이 생기기도 한다. 그러므로 평소에 배뇨증상이 있거나 혈관질환이 있는 남성들은 겨울철에 더욱 각별한 주의를 해야 한다.

●●● 겨울철의 불청객을 미리 방지하는 방법은 무엇일까. 원활한 혈액순환을 위해 운동을 규칙적으로 해야 한다. 겨울철에 운동을 할 때는 먼저 스트레칭으로 준비운동을 해야 한다. 갑자기 차가운 곳에 몸을 노출시키지 않아야 하며, 소변은 오래 참지 않는 것이 좋다. 온수 목욕을 자주 해 골반을 따뜻하게 유지하는 것도 도움이 된다. 감기약 등의 약물에 의해 배뇨증상이 악화될 수 있으므로 약물을 조심해야 하며, 흡연은 혈관을 수축하므로 담배를 삼간다.

평소 전문가를 통해 겨울철에 심해질 수 있는 질환을 꾸준히 관리해야 한다. 불안정성 방광의 치료를 위해 방광 근육을 이완시키는 약물요법을 시행한다. 전립선과 괄약근에 의한 요도폐색을 완화하기 위해 근육이완제, 호르몬제, 자율신경억제제 등을 사용하거나 바이오피드백과 같은 물리치료를 병행하기도 한다. 뇌혈관 질환의 위험 요소로 알려진 고혈압, 고지혈증, 당뇨를 철저히 관리해야 하며 아스피린을 장기 복용하기도 한다.

의학의 발전으로 겨울철에 발생하는 불청객을 대부분 미연에 방지할 수 있다. 배뇨 증상이 있거나 갑작스러운 체중 감소, 말을 하기가 힘들다든지 팔다리를 움직이기 어렵다거나 감각의 이상을 느낄 경우 조속히 전문가를 찾아야 겨울철에 건강을 지킬 수 있다.

부부관계 망치는 정액 알레르기

30대 초반의 부부가 클리닉을 찾았다. 부부가 함께 병원을 찾는 것이 그리 흔한 일은 아니다.

"나를 부정한 놈으로 오해하고 있습니다. 이제는 상황이 심각합니다."

건설회사에 다니는 P씨는 억울하다는 표정으로 하소연했다. P씨의 아내는 남편이 주기적으로 외도를 하고 있으며 그 결과 자신에게 성병을 옮겼다고 믿고 있었다. 아내의 설명을 들어보니 이랬다.

P씨의 아내는 신혼 때부터 부부관계 후에 항상 밑이 따갑고 부어오르며 분비액이 많아졌다고 한다. 처음에는 누구나 그런 줄로만 알고 지냈으나 어느 날 친구로부터 남편 때문이라는 말을 듣게 되었다. 그 후로는 아래가 불편해지면 어김없이 남편의 외도가 머릿속에서 맴돌았다.

그녀는 혼자서 오랫동안 속앓이를 하다가 결국 남편에게 따졌다. P씨는 결백을 주장하며 절대 그런 일이 없다고 하소연했으나 아내는 믿지 않았고 이혼까지 마음에 두고 있었다. 결국 그는 자신의 결백을 증명하기 위해 아내와 함께 클리닉을 찾게 된 것.

진료 결과는 다행히도 P씨에게 성병이 없었고 아내 역시 청결했다. 그제야 두 사람은 서로가 이상이 없다는 것을 확신하게 되었다. 그러나 그 후에도 P씨의 아내는 계속 성교 후에 불편을 느꼈다. 그녀는 남편이 부정을 저질러서 자신이 불편했던 것이 아니라 다른 이유에서 그랬다는 것을 이해하게 되었다. 깊은 오해가 한순간에 풀린 것이다.

●●● 문제는 아내의 질 내로 들어간 사정액이 알레르기를 유발했던 것이다. 정액 알레르기는 정액 속에 있는 단백질이 문제를 일으키는 것으로, 남편의 몸에 있는 단백질이 아내에게 맞지 않아 생기는 현상이다. 옛말에 속궁합이 맞지 않는다고 하는 이면에는 이런 경우도 포함된다.

많은 여성들이 이러한 불편이 있어도 그냥 그러려니 하고 지나는 경우가 많다. 정액 알레르기가 있으면 따갑고 쓰라린 증상을 보이기 때문에 질염이나 성병으로 오진하기도 한다. 또한 질건조증이라고 생각해 윤활제를 사용하는 여성도 있다.

정액 알레르기는 콘돔을 이용해 정액이 여성의 몸에 닿는 것을 차단하거나 질 내에 사정을 하지 않으면 해결된다. 그러나 콘돔 사용은 효율적인 해결책이 되지 못한다. 콘돔은 성적 쾌감을 저하시키므로 남성들이 콘돔 사용을 꺼리기 때문이다. 또한 사정을 하지 않거나 질 외로 사정하는 방법 역시 남성들이 부담을 느껴 시행하기에 어려움이 있어 결국은 클리닉을 찾게 된다.

치료방법으로는 여성에게 알레르기 반응을 줄여주는 약물요법을 사용하기도 하고, 남성의 경우 물을 많이 마셔서 정액을 희석시키는 방법을 쓰면 증상이 경미해지므로 정상적인 부부생활을 할 수 있다.

부부는 서로 살을 섞고 살며 가장 가까운 사이지만 사소한 것으로 인해 오해를 하기도 한다. 특히 성(性)이 관련되면 작은 오해가 심각한 상황으로까지 전개될 수 있다. 섹스에 대해 문제가 있으면 부부간에 솔직히 드러내어 대화하고 전문가를 찾아 해결책을 모색하는 것이 바람직하다.

만병의 근원, 당뇨

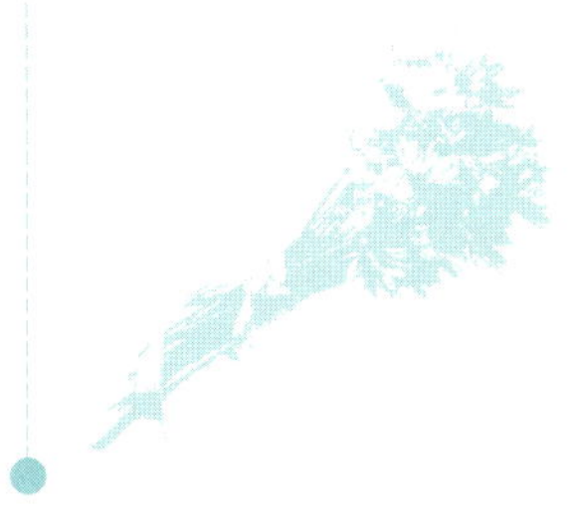

당뇨 환자의 성기능

IT 벤처기업을 운영하고 있는 30대 후반의 S씨. 경기가 좋지 않아 회사는 존폐 위기에 있었고, S씨는 회사를 살리기 위해 동분서주했으나 상황은 그리 나아지지 않았다. 이처럼 악순환을 거듭하던 중에 폭음과 폭연으로 건강은 말이 아니었고, 1년 전부터는 당뇨까지 생겨 치료를 받았다.

가뜩이나 사업에 신경을 쓰기도 바쁜 터라 당뇨 치료에 별 관심이 없었고 의사의 지시도 잘 따르지 않았다. 그러던 어느 날 아내와의 잠자리에서 남성을 과시하려 해도 발기가 되지 않았다. 그리고 아내와 함께 노력해 어렵사리 발기되더라도 삽입하기 전에 죽어버리는 것이었다. 엎친 데 덮친 격으로 남자의 마지막 자존심마저 짓밟힌 S씨는 삶의 의미마저 잃고 방황하다 친구의 손에 이끌려 진료실을 찾아왔다.

"당뇨의 합병증 가운데 하나가 남성이 기능을 하지 않는 것입니다. 페니스에 있는 신경이 혈당으로 인해 나빠지면 남자로서의 역할에 이상이 생기는 것이지요."

설명을 들은 S씨는 그제야 당뇨 치료가 중요하다는 것을 깨닫고 때늦은 후회를 했다.

●●● 당뇨병은 피 속에 당 성분이 많아 소변으로 빠져나오는 병으로, 여러 가지 합병증이 문제가 된다. 이런 합병증 가운데 대표적인 것이 남성 기능의 저하이다. 혈당이 높으면 혈관이 좁아져 음경으로 피가 원활하게 들어오지 못하게 된다. 그리고 음경의 신경이 망가져서 발기부전이 오게 된다. 당뇨 환자의 약 절반에서 성기능장애를 유발할 수 있다. 그러나 당뇨가 있다고 하더라도 혈당을 적정 수준으로 조절하면 아무런 이상 없이 지낼 수 있으며 합병증도 생기지 않는다. 그러므로 당뇨 환자에게 가장 중요한 치료는 혈당을 조절해 합병증을 예방하는 것이다.

당뇨 환자에게 합병증으로 성기능장애가 발생한다 해도 크게 걱정하지 않아도 된다. 근래 효과적인 경구용 치료제가 소개되었고, 여러 가지 보조 수법이나 수술을 하면 정상인과 똑같이 성생활을 할 수 있기 때문이다. 하지만 무엇보다 중요한 것은 당뇨를 바라보는 환자의 마음가짐이다. 환자 스스로 당뇨에 걸리기만 하면 완전히 기능이 끝난 것으로 위기의식을 갖는 것은 금물이다. 이런 생각 자체가 강박적으로 발기부전을 일으키기 때문이다. 당뇨는 조절하면 큰 문제가 없다는 사실을 염두에 두는 것이 당뇨 환자에게 가장 중요하다.

●●● 그 후 S씨는 한 달에 한 차례씩 진료를 받으며 만족스러운 성생활을 하고 있다. 그러면서 눈에 띄게 외모가 말쑥해지고 옷차림도 세련되게 변했다. "요사이 세월이 좋은가 봅니다. 사업이 잘되나 보죠?" 하고 그 이유를 물었다. 남편이 못마땅해 핀잔을 주던 아내는 이젠 세상에서 가장 귀중한 상대로 남편을 금지옥엽(金枝玉葉)한다는 것이다. 남자의 그것이 해결사로서 막강한 힘을 발휘했던 것이다.

당뇨의 합병증, 발기부전

당뇨 환자의 발기부전에 대한 이해를 돕고 합병증을 예방하는 데 도움을 주고자 어떤 것을 발기부전이라고 하는지, 어떻게 당뇨에 의해 발기부전이 오는지, 그리고 어떻게 하면 발기부전을 예방할 수 있는지 정리해 본다.

1. 무엇을 발기부전이라고 할까?

세계보건기구(WHO)는 발기부전을 다음과 같이 정의했다. "3개월 동안 지속적으로 만족한 성생활을 영유하지 못할 만큼 남성의 음경이 발기되지 않는 경우를 의미한다." 이 정의에서 중요한 것은 '3개월 동안 지속적인 이상' 이다. 다르게 표현하면, 가끔씩 이상이 있는 것은 정상에서도 가능하다는 해석이다. 그러므로 한번씩 발기의 이상을 경험하더라도 심리적 충격에 빠지지 않는 것이 중요하며 전문가를 찾아 상담하는 것이 바람직하다.

증상으로는 음경이 딱딱해지지 않아 여자의 질 내로 삽입이 되지 않고, 발기가 되더라도 한참 애를 써야 여자의 몸속으로 삽입이 가능하다. 발기된 후에도 음경의 딱딱한 정도인 강직도가 떨어지며 성교 도중에 갑자기 음경이 사그라져 성행위를 더 이상 못하게 된다. 이의 결과로 남성의 자존심은 바닥에 떨어져서 자신감을 잃고 능력을 발휘하지 못하게 된다. 가정에서도 불화가 많아지며 부부 사이의 믿음도 약화되기 쉽다.

2. 당뇨병과 발기부전의 관계는?

당뇨병에 의해 발기부전이 발생하는 빈도는 약 30~60% 정도이다. 학자의 보고에 따라 다소 차이가 있으나 당뇨 환자를 괴롭히는 기능부전 중의 하나이다.

당뇨의 합병증은 인체 어느 기관에서나 볼 수 있다. 혈당이 높으면 남자로서의 역할에 이상이 생긴다. 또한 당뇨병은 남성으로서 역할을 유지하는 남성호르몬을 감소시켜 성욕이 감퇴하고 발기가 저하된다.

당뇨에 의한 성기능장애 증상은 일반적인 성기능장애와 비슷하지만, 특히 당뇨에서는 초기 합병증으로 나타나는 증상과 후기에 나타나는 증상으로 구분된다. 초기에는 성기능장애가 계속 나타나지 않고 이따금씩 당뇨 환자를 괴롭힌다. 이는 당뇨로 인해 신체의 상태가 좋지 않기 때문에 생기는 것으로 당뇨를 잘 조절하고 치료를 받으면 쉽게 성기능장애가 없어지는 특징을 보인다. 그 후 당뇨가 진행되면 완전한 발기부전이 오며 상기 기술한 증상으로 성기능장애가 계속된다.

3. 어떻게 예방해야 할까?

개인의 노력 여하에 따라 당뇨병으로 인한 성기능 저하는 미연에 방지할 수 있으며 또한 극복이 가능하다.

① 당뇨병 치료를 철저히 한다

피 속에 있는 당분은 핏줄을 따라 몸의 구석구석으로 가서 정상 세포를 망가뜨리고 세포기능을 저하시킨다. 특히 음경에 있는 핏줄과 신경이 혈당으로 손상되어 남자로서의 역할에 이상이 생긴다. 그러므로 당뇨병 환자는 반드시 피 속의 당을 정상으로 떨어뜨리고 유지해야 한다. 이를 위해서 당뇨를 전문으로 하는 내과 의사를 찾아 근본적인 치료를 받는 것이 중요하다.

② 병에 연결되어 생기는 심리적 부담을 줄인다

당뇨병에 의해 발기부전이 발생하는 빈도는 30~60% 정도. 이 사실을 다른 각도로 보면, 당뇨병이 있다고 모두가 발기부전이 되는 것은 아니라는 뜻이다. 많은 당뇨 환자에서 발기의 기능이 유지된다고 할 수 있다. 스스로 '당뇨가 있으니 남자로서 끝난 것이다'라고 생각한다면 심리적인 억압이 생겨 발기력은 감소된다. 다시 말하면 당뇨병이 있다는 사실로 심인성 발기부전이 발병할 수 있다는 것을 반드시 인지해야 한다. 그리고 가능한 심리적인 억압을 벗어나기 위해서 '당뇨만 잘 조절하면 남성의 기능에 전혀 문제없다'라고 생각하는 것이 중요하다.

③ 생활습관을 건전하게 해 남성의 전반적인 기능을 증진시킨다

성기능장애는 인체의 여러 가지 원인들이 복합적으로 작용해 발생하는 일종의 증상이다. 심리적인 것도 있지만 생활습관 중 남성의 기능을 억압하는 요소들도 한몫한다. 이런 요소들 중에서 대표적인 것이 운동 부족, 과음, 흡연, 스트레스 등이다. 당뇨병 환자는 정상인보다 성기능장애의 확률이 높기 때문에 생활습관을 바르게 해 기능 저하의 가능성을 줄이는 것이 중요하다. 생활습관을 바르게 하면 전반적인 건강도 좋아져서 성기능뿐만 아니라 당뇨로 인해 나타날 수 있는 다른 합병증도 줄일 수 있다.

④ 성기능장애 전문 의사의 치료법을 과감히 수용한다

당뇨병 환자는 이상이 생기면 즉시 성기능 전문가를 찾아야 한다. 그리고

전문가가 안내하는 성기능 치료법을 받아들이는 자세가 필요하다. 성기능 치료제의 도움을 받아 발기가 완전하게 되면 발기의 메커니즘이 살아나서 발기능력은 더 좋아지기 때문이다.

성기능장애의 치료방법으로 먹는 약이 가장 간편하다. 세간에 떠들썩했던 경구용 약제는 마치 위험한 약으로 인식되어 있으나 이와는 반대로 아주 안전한 약이다. 특히 이러한 약제는 당뇨병에 아무런 문제없이 사용할 수 있으며 효과도 뛰어나다. 발기가 잘되면 남성호르몬이 증가되어 당뇨병의 합병증을 줄일 수 있어 더욱 유익하다.

다른 치료방법으로는 음경 내로 혈관확장제를 주사해 발기를 유발시켜 성교를 가능하게 하는 것이다. 음경 내 주입하는 약제로는 파파베린(papaverine)이라는 약을 많이 사용했으나, 펜톨아민이라는 자율신경계 약물을 겸용하면 인체에 해가 덜하다고 밝혀져 최근에는 겸용용법을 많이 사용하고 있다. 이런 약제 중에서 실제 인체에서 합성되는 프로스타글라딘이라는 약제가 좋은 효과를 보이지만 가격이 비싸다. 때문에 이 세 가지를 혼합한 약제를 가장 보편적으로 사용하고 있다.

음압을 이용한 비수술적 음경발기 보조장치(Suction device)는 진공을 이용해 음경에 혈류량을 늘리고 일단 유입된 혈액은 유출되지 않게 해 발기를 유발시키는 치료로서 이 방법 또한 당뇨병에 안전하게 사용할 수 있다.

●●● 당뇨가 오래되고 합병증이 심하면 성기능의 치료가 잘되지 않을

수 있다. 약물이나 주사요법으로 치료가 되지 않을 때는 마지막 수단으로 음경 보형물을 삽입하는 수술을 함으로써 정상적인 성행위가 가능하다. 음경 내의 보형물 삽입은 1930년대부터 성기능장애의 치료로 시행돼 왔던 방법으로 과학의 발달과 함께 계속적인 발전을 해 현재는 기능적으로 우수하며 합병증이 없는 최신 제품이 많이 개발되었다.

합병증이 적으며 쉽게 조작할 수 있는 보형물인 자가팽창형이 꾸준히 개발되고 있으며 또한 팽창할 때 음경의 길이와 둘레가 동시에 증가하는 팽창형과 두 부분으로 구성된 팽창형도 최근에 개발되어 사용하고 있다. 그러나 이러한 보형물 삽입은 다른 치료방법이 성공하지 못할 때 적용된다는 점을 반드시 인지해야 한다.

●●● 당뇨병 환자의 정상적인 성생활은 결코 어려운 일이 아니다. 당뇨에 대한 정확한 지식을 가짐으로써 성기능장애는 충분히 극복할 수 있다. 그리고 당뇨병을 진단받고 성기능에 적신호가 나타나면 바로 성기능 전문의사를 찾아 상담하는 것이 무엇보다도 중요하다.

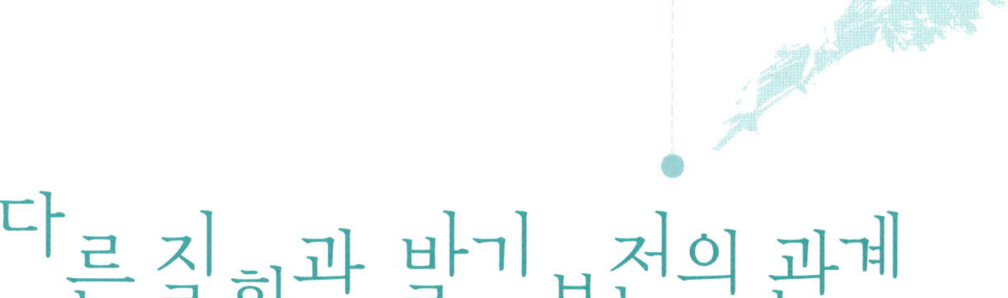

다른 질환과 발기부전의 관계

발기부전은 건강에 대한 조기 경고

단단하게 일어서는 남성의 발기는 전반적인 건강의 대변자라고 해도 과언이 아니다. 발기는 혈관, 신경, 근육, 호르몬, 심리 상태 등 모든 것들이 정상적으로 작동을 해야 가능한 오케스트라와 같은 것이기 때문이다. 서로 밀접한 관계를 형성해 작동하는 유기체에 조금이라도 지장을 주는 요소는 발기를 약화시킨다.

남성의 음경을 일종의 큰 혈관이라고 봐도 된다. 피가 들어오면 발기가 유발되며, 유입된 혈류가 음경 내에 강하게 머물면서 발기가 유지된다. 따라서 음경의 강직도가 약해지거나 발기부전이 되면 음경으로 가는 혈관이 막히는 경우가 많다. 혈관에 이상이 있기 때문에 발기부전에 이어서 심혈관질환이 발견되기 쉽다. 따라서 발기부전은 혈액순환에 이상이 있을 때 가장 민감하게 먼저 나타나는 현상이라고 할 수 있으며, 발기부전은 건강에 대한 조기 경고를 알리는 징후로 봐야 한다.

미국에서 30명의 발기부전 남성을 대상으로 한 연구에서도 이러한 현상을 볼 수 있었다. 혈관 기능을 평가해 발기부전이 없는 남성과 비교하는 실험 결과, 발기부전이 혈관의 광범위한 장애를 나타내주는 첫 번째 징후인 것을 입증했다. 심혈관질환이 있을 때도 마찬가지다. 또한 심장병이 있으면 발기부전 위험이 더 커진다는 연구가 속속 보고되고 있다. 발기부전 환자의 15~35%가 이미 관상동맥질환을 지닌 것으로 밝혀지기도 했다.

●●● 고혈압과 발기부전과의 관계도 마찬가지다. 발기부전 환자들에서 고혈압이 발생할 가능성이 높다. 이런 연구 결과가 최근 미국비뇨기학회에서 발표되었다. 190만여 명의 미국인을 대상으로 고혈압 발생 비율을 비교한 결과, 발기부전 환자의 41%가 고혈압인 반면 그렇지 않은 사람은 19%만이 고혈압이었다. 이는 발기부전이 고혈압 발생의 초기 신호가 될 수 있다는 사실을 입증하고 있다.

고혈압 치료제가 발기부전을 일으키는 원인에 대해서는 아직 확실히 알려져 있지 않다. 그러나 분명한 것은 혈압약으로 혈압을 정상으로 만들어도 발기부전의 위험도는 여전히 존재한다는 것이다. 흔히 사용하는 고혈압 치료제 중 베타아드레날린성 차단제 및 이뇨제를 사용할 때 발기부전이 올 확률이 높다고 알려져 있다.

그렇다면 고혈압 환자는 어떻게 성생활을 영위하는 것이 바람직할까? 대체로 다른 합병증이나 동반된 질환이 없는 경우는 정상적인 성생활을 해도 무방하다는 것이 보편적 의견이다.

또 고혈압이 있거나 고혈압 치료를 하고 나서 발기부전이 발생하면 어떻게 하나? 고혈압약을 복용할 때는 발기부전을 항상 염두에 두어야 한다. 그리고 발기부전이 발생하면 약제를 바꿔야 한다. 다른 고혈압약으로 발기부전이 해결되면 좋지만, 약제를 바꿔도 지속적으로 발기가 회복되지 않는 경우는 문제가 되는데, 이때도 고혈압 약제는 지속적으로 복용을 해야 한다. 성기능보다는 혈압을 정상적으로 유지하는 치료가 우선이기 때문이다. 그리고 발기부전은 성기능장애의 치료를 통해 극복해야 한다. 이런 경우에는 반드시 조속한 시일 내 전문가를 찾아야 한다.

●●● 발기부전은 대사증후군과도 관련이 있다. 비만은 당뇨, 고혈압, 심장병, 암 등 여러 성인병을 일으킨다. 이로 인해 세포의 대사가 원활히 이뤄지지 않고 혈관질환이 유발돼 발기부전이 생길 수 있다. 또한 비만은 체내의 호르몬 체계를 무너뜨리고 남성호르몬이 떨어져 발기부전을 일으킨다.

국내의 한 연구진은 전국 1500여 명의 성인 남성을 조사한 결과, 비만 남성(허리둘레 90cm 이상)에서 발기부전의 비율이 정상인보다 약 1.3배 높았다는 결과를 발표했다. 심혈관질환 발생의 위험인자로 알려진 고혈압, 고지혈증, 흡연, 비만 그리고 당뇨 등 모든 것이 발기부전을 일으킬 수 있다. 건강한 성생활을 영위하기 위해서는 이러한 위험인자를 가능한 한 제거하고 건강한 상태를 유지해야 한다.

남성의 기능은 전반적인 건강을 대변한다. 강한 남성이 되기 위해서는 전반적인 건강을 유지하는 것이 무엇보다도 중요하다.

중금속 체내 축적과 성

현대인은 오염된 환경 속에서 생활하고 있다. 몸속에 중금속이 쌓이면 남성들의 기능은 현저히 떨어진다.

중소기업을 경영하는 40대 L씨는 몇 년 전부터 건망증이 심해지면서 쉽게 피로하고 불면증에 시달렸다. 또한 기력이 떨어지고 손발이 저리기 시작했다. 불안감을 느낀 L씨는 클리닉을 찾았다. 호르몬을 비롯한 다른 검사는 모두 정상이었지만 체내에 수은이 4.9ppm(정상 1ppm 이하)으로 상당량 축적되어 있었다. 비타민제를 비롯한 아연, 셀레늄 등으로 수은을 배출시키고 난 후 여러 증상들이 현저히 개선되어 하루하루를 가뿐하게 지낼 수 있게 되었다.

●●● 중금속은 자연계에 존재하는 금속 원소들이다. 산업화로 인해 환경계에 배출된 중금속은 환경에 의해 자체적으로 정화되지 않는다. 생물권을 순환하면서 환경을 오염시키며 인체 내로 들어온다. 중금속은 한번 체내로 들어오면 잘 빠지지 않고 쌓이는 특징이 있다. 특히 장기간에 걸쳐 서서히 중금속에 노출된 경우에는 지속적으로 체내에 쌓인다. 결국 세포를 구성하는 기본 요소인 단백질을 파괴해 세포의 기능을 저하시킨다. 게다가 중금속은 자신도 모르게 몸속에서 축적되기 때문에 그 피해는 더 심각하다.

대표적인 것이 수은, 바륨, 알루미늄, 납, 카드뮴, 비소 등으로 환경오염이나 생선회, 식품첨가물, 화장품, 내복약, 대기오염 등에 의해 체내로 유입된다. 또한 스트레스가 심하면 중금속을 배출하는 필수 비타민 등이 부족하게 되어 체내에 중금속이 쌓이게 된다.

중금속이 축적되면 불면증, 피곤함, 식욕 감퇴, 손발 저림, 관절통, 기억력 감퇴, 빈혈, 피부질환, 호르몬 이상 등 모든 부분의 기능이 저하된다고 해도 과언이 아니다.

인체 내의 중금속을 검사하는 방법으로 소변 검사, 혈액 검사, 조직 검사 등이 있으나 가장 보편적으로 사용되는 방법이 머리카락 검사이다. 머리카락은 체내 미네랄의 상태나 유해 중금속의 축적 상태를 혈액이나 소변과 비교해 10배의 농도로 알 수 있으며 검사가 쉽기 때문이다.

이미 축적된 중금속을 제거하는 것은 기능을 원활히 유지하기 위해 필수적이다. 마그네슘, 아연, 칼슘, 비타민, 엽산, 셀레늄 등의 여러 가지 영양소를 이용해 중금속을 배출시키는 방법이 부작용이 없고 효과적이므로 흔히 사용된다. 그리고 이런 치료법은 영양소의 균형이 깨진 현대인에게 여러 가지 영양소를 효율적으로 공급하기 때문에 더 효과적이다.

●●● 그러면 중금속 오염을 미연에 방지하는 생활습관들은 어떤 것이 있을까. 물을 끓일 때 옥수수 또는 결명자 등을 넣어서 끓이는 것이 좋으며 안개가 낀 아침에는 운동을 삼가는 것이 중금속의 체내 유입을 막는다. 또한 평소에 칼슘을 부족하지 않게 섭취하고 해조류, 마늘과 양파 등을 충분히 먹는 등 항상 균형 있는 식사를 해야 한다.

뇌종양은 섹스의 천적

37세의 은행원인 K씨는 6개월 전부터 부부관계를 하고 싶은 욕구가 생기지 않았다. 이런 현상은 본인이 느끼기에도 이상할 정도였다. K씨는 얼마 전에 부서를 이동해 심리적인 스트레스를 받고 있던 터라 대수롭지 않게 생각하고는 그냥 지나쳤다. 하지만 갑자기 변한 그의 행동으로 인해 아내는 남편을 의심하기 시작했다.

K씨는 아내에게 사랑을 확인시켜 주고자 어쩔 수 없이 억지로 부부관계를 하게 되었다. 아니나 다를까, 아내와 성관계 중 사정도 하기 전에 갑자기 성기가 죽어버려 제대로 된 섹스를 할 수 없었다. 그는 아내와 함께 남성을 세우려고 노력했으나 결국은 부부관계를 그만두어야 했다. 이러한 연

유로 클리닉을 찾게 된 K씨는 머리의 암에 의해 남성기능의 저하가 온 것이라는 뜻밖의 판명을 받았다. 성기능 저하로 인해 뇌종양을 발견하게 된 것이었다.

●●● 성기능장애의 현상으로 전신질환을 조기에 발견하는 경우를 흔히 볼 수 있다. K씨 문제의 주범은 남성호르몬의 부족이었고, 그 원인은 뇌종양이었다. 어찌해 뇌종양으로 인해 성기능장애가 유발되는 것일까?

남성호르몬은 남성의 역할을 유지하는 데 필수적인 물질로 남성의 고환에서 만들어진다. 이는 머리에서부터 신장까지 동원되는 아주 복잡한 메커니즘에 의해 조절되어 적당한 양이 나온다. 인체의 신비라고 할까.

그러므로 머리나 신장, 고환 중 어느 하나라도 이상이 있으면 남성호르몬은 잘 나오지 않는다. 머리에 암이 있으면 프로락틴이라는 호르몬이 필요 이상으로 많이 분비된다. 피 속에 많이 증가된 이 물질은 남성호르몬의 분비를 막아서 결국은 남성호르몬이 나오지 않게 한다. 당연히 남성의 기능은 떨어지고 고개 숙인 남성이 될 수밖에 없다.

뇌하수체 종양이 있으면 제일 먼저 성욕이 떨어지는 현상을 느끼게 된다. 발기가 잘 안 되고 음경의 강직도도 떨어지며 발기의 유지가 되지 않기도 한다. 그리고 머리가 아프거나 눈이 침침하게 보일 수 있다. K씨도 성욕 저하와 함께 두통을 느꼈지만 스트레스 때문으로 생각하고는 대수롭지 않게 지나갔던 것이다.

뇌하수체 종양을 운 좋게 조기 발견한 K씨는 약물로 치료를 했다. 도파민을 억제하는 브로모크립틴이라는 약제로 종양을 치료해 프로락틴이 극적으로 떨어졌고 동시에 필요한 남성호르몬이 정상적으로 회복되었다. 당연한 결과로 K씨는 예전처럼 아내를 안고 싶은 생각이 일주일에 두세 번 문득문득 들어서 아내를 괴롭히게(?) 되었고, 아내도 예전처럼 남편의 사랑을 확인할 수 있었다.

●●● 성기능장애는 생식기 자체의 문제로만 생기지 않는다. 심지어는 성기와는 멀리 떨어진 머리에 문제가 있어도 성기능의 이상이 생길 수 있다. 그러므로 이상을 느끼면 바로 전문가에게 상담하는 것이 성기능뿐만 아니라 건강을 해치는 여러 가지 질환을 조기에 발견할 수 있기 때문에 매우 중요하다

목숨을 건 정사, 복상사

생명보험사의 영업소장이 영업사원에게 야단을 치며 교육시키고 있었다.

소장 : 아니, 정신이 있는 거예요, 없는 거예요! 여자라면 아직까지 사족을 못 쓴다는 소문이 파다한 손 영감을 생명보험에 가입시키다니! 당신은 복상사라는 것도 몰라요?

영업사원 : 걱정하지 마세요. 제가 다 알아보고 한 것이니까요.

소장 : 대체 무엇을 알아보았단 말입니까?

영업사원 : 우리 주위에서 그렇게 죽은 사람은 한 사람도 없던데요.

●●● 복상사는 성교로 인한 자극에 의해 성교 중이나 성교 후에 죽는 것을 의미한다. 이런 경우는 흔할뿐더러 언제라도 생길 수 있지만 밖으로 소문이 나지 않게 '쉬쉬' 하는 것이 복상사이다. 성적으로 흥분되면 몸은 일시적인 변화가 일어나는데, 페니스가 딱딱해지는 것 외에 전신적인 변화로 호흡이 빨라지고 혈압이 상승한다. 이런 현상은 성적 감응이 고조될수록, 극치감이 더할수록 심해지며 한순간에 목숨을 앗아갈 수도 있다.

40대 후반의 중소기업 사장인 P씨. 남성의 기능을 훌륭하게 수행해 상대방을 만족시킬 수 있는 능력을 가졌지만 부부관계를 열정적으로 하면 할수록 성교 후 몽롱해지며 가슴이 답답해지곤 했다.

"어느 한순간에 가는 것이 아닌가 두렵습니다." 그는 성교를 하고 나면 죽을 것 같은 불안감에 사로잡혀 부부관계를 계속 피하고 있는 상태였다. 보통 사람들은 성교를 하면서 스트레스를 해소하고 곤한 잠을 청하지만 P씨는 도리어 세상을 하직할 걱정을 하니 그의 기분이 얼마나 씁쓸하고 원망스러웠을까.

●●● 복상사는 색풍(色風), 성교사(性交死), 쾌락사(快樂死) 등으로 다양하게 불린다. 복상사는 진정한 사랑을 위해 모든 것을 던져버린 채 이 세상을 하직하는 행복한 죽음일 수도 있고, 순간의 쾌락을 위해 윤리를 저버린 비도덕적인 죽음이 될 수도 있다.

복상사는 성인병의 증가로 현대사회에 점차 증가하는 현상 중의 하나로 자신도 모르는 사이 심폐기능의 이상이 생긴 경우에 더 많이 일어난다. 여성보다는 남자에서 발생빈도가 높으며 심적으로 부담과 위기감을 느끼는 불륜관계를 할 때 복상사가 잘 일어난다. 성교 장소도 성적 흥분을 느끼는 자동차 안이나 러브호텔에서 일어날 확률이 더 크다. 정상적인 부인과의 관계에서도 술을 마셔 심장에 부담이 있거나 술에 취한 상태에서 너무 격렬한 성교를 하면 발생 확률이 높아지며 계절적으로는 겨울철이 심폐기능에 부담을 줄 수 있어 복상사가 많이 일어난다.

●●● 그러면 목숨까지 앗아갈 수 있는 이러한 복상사를 피하기 위해서는 어떻게 성생활을 하는 것이 좋을까. 여기서 분명하게 언급하고 싶은 것은 복상사를 그렇게 걱정하지 않아도 된다는 사실이다. 너무 기가 죽고 위축되면 아예 성생활을 포기하거나 성생활에 지장을 줄 수 있기 때문이다. 바람직한 방법은 전문가를 가까이 해 신체의 이상을 조기에 발견하고 건강을 유지하며, 성행위를 할 때 약간 신경을 쓰며 조심하는 것이다.

우선 혈압이 높거나 뇌혈관질환이나 심장병을 앓고 있는 사람들은 주의해야 한다. 실제로 자신도 모르게 심장질환을 가지고 있는 경우가 있으므로 성교 후에 어지럽거나 가슴이 답답하고 두근거리면 조심해야 한다. 그리고 계단을 오르내릴 때 숨이 가쁘다거나 가슴이 이따금 찢어지듯이 아플 때는 심장질환의 가능성이 높으므로 전문가를 찾아야 한다.

성교 기법으로는 격렬한 성교 대신에 전희를 충분히 해 상대에게 만족을 주면서 파트너의 도움(입으로 자극하는 오럴 섹스나 여성상위 자세 등)으로 본인의 만족을 얻는 것도 도움이 된다. 그리고 식사나 목욕 직후는 심장에 부담을 줄 수 있으므로 성교를 피하는 것이 좋으며, 운동 후에 충분한 휴식을 취하고 관계를 갖는 것이 바람직하다. 술에 취한 상태에서는 격렬한 성교를 자제하는 것이 좋다. 무엇보다도 평소에 정기적인 건강진단을 통해 심폐질환을 조기에 알아내고 미리 예방하는 것이 중요하다.

PART 3

건강한 성을 위해 알아둬야 할 19가지

혼자서 전전긍긍하지 말고 몸에 이상 기류를 느끼면 즉시 전문가를 찾아야 한다.

그리고 자신이 그릇되게 알고 있는 상식을 바꿔야 한다.

잘못 알고 있는 의학상식이 성기능에 지장을 주기 때문이다.

안타까운 총각들의 성기능장애

젊다고 자신하지 말라

제주도에서의 일이다. 우연히 신혼부부 한 쌍이 우리 일행 옆에서 체크인을 했다. 그들은 남의 시선을 끌 정도로 서로가 대조적인 인상이었다. 신부는 짙은 화장에 뚱뚱한 몸매에도 미니스커트를 입은 대담한 모습인데 반해 남자는 작은 키에 평범한 인상이었다. 행동도 신부가 적극적이었다. 신부가 나서서 호텔 수속을 했고 신랑은 그냥 가만히 뒤에 서 있었다. 간단히 정리를 하고 곧바로 내려간 식당에서도 그들은 눈에 띄었고, 웬일인지 식사 중에도 자꾸만 그 커플 쪽으로 눈이 갔다.

남성보다 여성이 더 활동적인 경우를 흔히 본다. 그러나 성을 전문으로 하는 의사로서 보는 눈은 조금 다르다. 그들의 첫날밤이 걱정됐기 때문이다. 여성이 지나치게 남성을 압도하면 남성의 기능은 기를 펴지 못하게 된다. 신혼 첫날밤에 발기부전으로 인해 클리닉을 찾는 경우를 종종 볼 수 있다.

● ● ● 30세의 학원 강사 P씨는 아직 결혼을 하지 않은 노총각. 문제없이 자위를 즐기는 편이지만 여자와 관계를 가질 때면 번번이 실패했다. 많은 여자들은 이런저런 핑계를 대면서 그를 떠나갔다. 애인이 손으로 남성을 만져줄 때는 제법 반응을 보였으나 막상 성교를 하려면 P씨의 그곳은 다시 힘이 없어지는 것이다.

검사 결과 성기능은 모두 정상이었으나, 이상하게도 여자와 살을 맞대면 성기가 반응을 하지 않는 것이었다. 전형적인 심인성으로 인한 발기부전인 것이다. P씨의 성기능장애는 예민한 성격 탓으로 마음에서 생겼다고나 할까.

20대에는 성기능이 왕성하다. 남성의 발기 각도(배와 음경이 이루는 각도)는 20대에는 약 150도 정도를 유지하며, 주전자를 걸어 놓아도 고개를 숙이지 않을 정도다. 그러나 의외로 20대의 젊은 나이에 잘 작동을 하지 않아 성장애클리닉을 찾아오는 환자가 예상외로 많다. 이런 이유로 신혼 초에 남성을 감정하려고 양쪽 집안 식구 입회 아래 클리닉을 찾는 경우도 종종 있다.

미혼 남성의 성기능장애는 노년층에서와 같이 당뇨나 고혈압 등의 질환에 의해 혈관이 좁아져 있는 경우, 위장약이나 항정신성 약물에 의한 경우, 사고에 의한 신경 손상 등이 모두 원인이 될 수 있으나 주로 심인성이 많다. 특히 신혼 초기의 성 문제는 여자의 과거가 문제가 된다든지, 여자가 너무 강해 남자가 심리적으로 부담을 느낀다든지, 양쪽 집안과의 갈등 등 심리적 요인이 많은 부분을 차지한다.

심리적인 요인은 다양하게 나타난다. 직장에서의 과도한 스트레스, 여성에게 상처를 받은 경우, 자위행위를 과다하게 해 심리적으로 성기가 나쁘게 되었다는 강박관념, 성병에 시달린 경험으로 인한 성병 공포증, 성적으로 과장되게 보이려는 허풍 등이 요인이 될 수 있다. 또한 과로와 술, 담배, 바쁜 일과로 인한 운동 부족 등도 주요 원인이 된다. 교통사고나 산업현장에서의 사고 등으로 인해 젊은층의 성기능장애가 초래되는 경우도 많아지는 추세이며, 이러한 경우에는 발기부전이 대부분을 차지한다.

●●● 심리적인 불안을 극복하는 가장 효과적인 방법은 정확한 의학적 지식의 습득과 건전한 생활습관을 갖는 것이다. 혼자서 전전긍긍하지 말고 몸에 이상 기류를 느끼면 즉시 전문가를 찾아야 한다. 그리고 자신이 그릇되게 알고 있는 상식을 바꿔야 한다. 잘못 알고 있는 의학 상식이 성기능에 지장을 주기 때문이다. 또 다른 중요한 방법으로는 규칙적인 운동과 과음, 과식을 피하고 스트레스를 해소하는 것이다.

●●● 발기부전 이외의 성장애로 미혼 남성을 괴롭히는 질환이 바로 사정장애인 조루증이다. 주로 과도한 자위행위와 전립선질환, 호르몬 저하 등에 의해 발생한다.

클리닉을 찾은 28세의 평범한 회사원인 Y씨는 부끄러운 듯 점점 목소리가 기어들어 갔다.

"선생님, 정도가 조금 심한 편입니다. 여자의 탄력 있는 몸이 닿기만 하면 나와 버립니다. 심지어 여자와 스치는 꿈만 꾸어도 사정없이 뿜어 나옵니다."

총각들에게서 전형적으로 볼 수 있는 과민성 조루증상이며 이런 환자들은 심리적 불안을 보인다.

Y씨는 중학교 때 혼자서 자취하며 성에 대한 호기심으로 스트레스가 쌓이면 으레 죄 없는 페니스만 흔들곤 했다. 그러면서 이런 자위행위에 심한 죄책감을 갖고 있었다. 이런 유형의 조루는 적절한 치료를 받거나 결혼 후에 좋아지는 경우가 많다.

미혼 남성의 성장애는 발기부전이든 조루증이든 원인을 빨리 알아 치료하면 비교적 치료가 잘되는 편이다. 하지만 안이한 생각을 하면 사태는 더욱더 심각해진다. 특히 앞으로 사회에서 활동하는 기간도 길기 때문에 20대의 성기능장애를 예사롭게 넘기지 말아야 하며, 치료가 잘돼 행복한 부부생활을 할 수 있다는 확신을 갖고 전문가를 빨리 찾는 게 좋다.

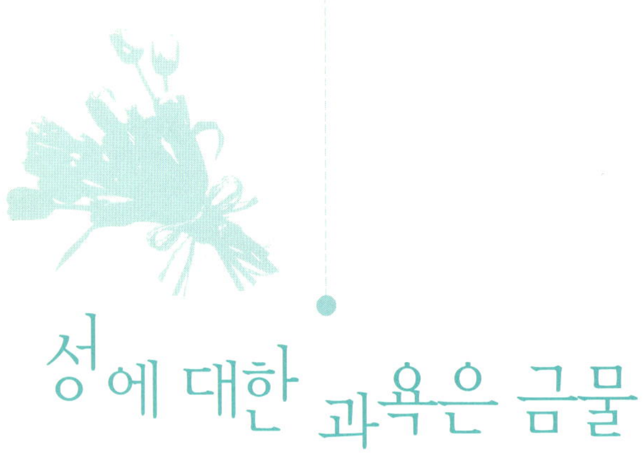

성에 대한 과욕은 금물

1cm 차이, 큰 빗자루와 작은 빗자루

30대 남편이 아내와 함께 클리닉의 문을 열고 들어왔다. "선생님, 남편 때문에 왔어요. 제게 이상이 있어서 온 게 아닙니다." 남편이 페니스가 너무 작다는 열등감에 젖어 있는 게 문제의 발단이었다.

"남편이 날이 갈수록 더욱더 심해집니다. 대중목욕탕에 가지 않는 것은 물론 이제는 부부관계도 피할 지경이에요." 옆에서 풀이 죽은 모습으로 듣고 있던 남편은 머뭇거리면서 말을 하기 시작했다. "선생님, 저… 거기가 너무 작아 고민입니다. 어떻게 크게 할 수 없나요?"

증권회사에 근무하는 S씨의 그곳은 얼른 보면 빈약해 보였지만 그런대로 괜찮은 편이었다. 그만한 크기는 흔히 볼 수 있는데다 발육 상태나 길이가 병적인 것은 아니었기 때문이다.

"수술로 음경을 크게 한다 해도 크게 보이게 하는 것뿐입니다. 실제로는 그것이 커지는 게 아닙니다. 그리고 중요한 사실은 이정도 크기로도 성생활에는 아무런 지장이 없습니다."

장황한 설명에도 그는 막무가내였다.

"선생님, 어쨌든 보기라도 남만큼 좋게 해 주십시오."

S씨를 보면서 또다시 느끼게 되었다. 1㎝ 차이가 이렇게 클 줄이야! 어떤 사람은 아무런 문제 없이 행복하게 페니스를 사용하는가 하면 또 다른 사람은 1㎝ 차이로 인해 이렇게 열등감과 번민에 휩싸이는가!

●●● 음경을 크게 하려는 이유의 대부분은 자신의 성적 능력을 과시하고 싶은 남성의 속성과 페니스가 크면 좀더 자극이 돼 여자에게 만족을 줄 수 있다는 그릇된 생각이다.

그러나 음경확대술이 필요한 경우도 있다. 실제로 여성을 자극할 수 없을 정도로 음경이 작다든지, 음경이 왜소한 것으로 인해 자신감을 상실하는 경우이다. 바로 S씨는 이런 상황이었고 수술의 종류와 장단점을 설명하는 것이 필요했다. "가장 크게 보이게 하는 방법은 음경 뿌리 쪽에서 필요 없는 부분은 없애고 남은 조직을 모아서 성기를 크게 하는 것입니다."

쉽게 얘기해서 이 방법은 성기를 튀어나오게 하여 확대를 하는 것이다.

"두 번째로는 다른 곳의 살을 떼어 음경에 덮어주어 크게 보이도록 하는 방법입니다." 이 수술은 가격도 비쌀 뿐만 아니라 살을 뗀 부위에 흉터가 남아서 표시가 나는 단점이 있다.

"세 번째 방법은 크게 보이게 하는 물질을 성기 안으로 집어넣는 방법입니다." 흔히 얼굴 성형술에 쓰는 실리콘을 음경 피부 밑으로 넣는 방법이다. 이 방법은 가격이 싼 장점이 있지만 실리콘이 딱딱하게 만져지는 단점이 있다.

곰곰이 듣고 있던 S씨와 아내는 가장 부담이 적은 수술을 선택했다. "선생님. 무엇이든지 해야 할 것 같으니 세 번째 방법인 성기를 크게 보이도록 하는 물질을 넣어 보기 좋게 해 주십시오."

수술 후 6개월이 지나 S씨는 아내와 함께 진료실을 찾아왔다. 수술로 인해 자신감이 생겨 세상을 새로 사는 기분이라고 했다. 더구나 자신에게 알맞은 수술을 받을 수 있었던 기회에 감사한다고 했다.

그러나 진료실을 나서는 S씨를 보면서 머릿속에는 여전히 안타까운 생각이 맴돌았다. '마음을 잘 다스렸으면 실리콘 삽입 수술조차 필요치 않았는데….'

'고추' 가 썩다니, 사이비 성기능장애 치료 조심

여성이 아름다워지고 싶고, 남성이 성적으로 강해지고 싶은 염원은 동서

고금을 막론하고 추구되어 왔다. 남성에게 원만한 성생활은 남자의 자존심을 반영하는 것이기 때문에 중요한 의미를 가진다. 그러기에 곰 발바닥을 시식하기 위해 태국으로 보신 관광을 가는 한국 남성들의 가여운 발상을 충분히 이해할 만하다. 그러나 한국 남성들이 섹스에 대해 유별나게 반응하는 경향이 있는 것은 사실인 듯하다. 여기에서 더 문제가 되는 것은 이러한 남성의 간절한 바람을 이용해 돈을 벌려고 우후죽순처럼 돋아나는 장삿속이다.

신문 광고란의 '바이오 XX링' '자신 있는 남성을 위해! 천연 X옥제품' '휴대용 XX운동기구' 등 이런 모든 것들이 얼마나 효과가 있는지, 겉은 멀쩡하지만 인체에 얼마나 나쁜 영향을 주는지는 상관없이 한결같이 장사가 잘된다는 사실이다.

● ● ● '좀더 세게!'는 오랜 역사를 통해 이어진 남성들의 숙원이지만 이런 욕망을 자극시키는 어떠한 장삿속에도 귀를 기울이지 않는 것이 필요하다. 특히 섹스를 미끼로 남자들을 유혹하는 제품을 접할 때는 한번 더 신중을 기하는 조심성이 필요하다. 성클리닉에서는 이런 욕심으로 인해 돌이킬 수 없는 실수를 저지른 환자를 흔히 볼 수 있다. 영등포에서 가게를 하는 L씨의 이야기를 들어보자.

"선생님, 이거 큰일 났습니다. 한순간의 실수였습니다."

한 환자가 엉거주춤 바지를 내렸다. 휴지로 누덕누덕 감싼 페니스가 드러나고 휴지를 하나하나 벗기니 페니스에 누런 고름이 가득했다. 30대 후반의 L씨는 오랜만에 고향 친구들을 만나 술을 마셨는데 한 친구가 좋은 것이 있다며 말을 꺼냈다.

"자고로 남자는 물건이 커야 돼! 아주 간단히 남자의 거기를 거대하게 만드는 방법이 있다고!!!"

L씨는 오랜 친구들과 마신 술김에 '그게 잘된다면 무엇인들 못하랴' 하며 쾌히 승낙했다. 그래서 친구들과 간 곳은 허름한 여관방. 그곳의 50대 남자는 L씨의 페니스에 주사기로 이상한 액체를 넣어 음경을 두툼하게 만들었다. '야, 이것 참! 이렇게 희한한 것도 있구나' 하면서 만족한 것도 며칠뿐. 페니스의 색깔이 변하면서 누런 고름이 나오는 것이었다.

이 방법은 파라핀을 페니스에 넣어 크게 보이게 하는 것으로, 파라핀은 사람 몸에 들어가면 조직과 엉켜서 하나가 된다. 이렇듯 살을 썩게 하는 파라핀을 없애려면 파라핀이 들어간 부분의 살도 모두 제거해야 한다.

페니스의 살이 모두 벗겨진 끔찍한 광경을 상상해 보라. 다른 곳의 살을 옮겨 붙여야 하는 등 어마어마하게 고생을 하게 된다. 꿩 잃고 매 잃는 격으로 L씨는 거대하고 끝내주는 물건은커녕 도리어 고생보따리가 되었으니 얼마나 후회스러운 일인가.

성에 관계되는 사이비 제품을 잘못 사용하면 언제라도, 누구에게라도 이와 같은 비극은 생길 수 있다. 이런 어리석은 일은 절대로 저질러서는 안 되며, 또한 모든 남성들에게 다시는 일어나지 않아야 할 것이다. 그러기 위해서는 성에 대한 지나친 과욕을 삼가고 항상 전문가와 상의하는 지혜가 절대적으로 필요하다.

성기구 잘못 쓰면 '물건'

"성기에서 물렁뼈가 만져지고 옆으로 굽습니다."

무역업을 하는 40대 초반의 H씨는 40대에 들어서면서 부쩍 정력이 약해지는 것을 느꼈다. 그래서 그는 남근에 기를 보충한다는 성기구를 구입해 열심히 사용했다.

이후 아래가 가끔씩 불편해 자신도 모르게 생식기로 손이 갔다. 그러면서도 이상 징후를 감지하지 못했다. 그러던 어느 날 잠자리에서 아내가 H씨의 성기를 만지다가 이상을 발견했다.

"여보, 당신의 그게 이상한 것 같아요."

유심히 살펴본 결과 새끼손가락 끝마디만 한 크기의 딱딱한 것이 음경의 중간에서 만져졌고 힘 있게 고개를 들었을 때 옆으로 굽는 것이었다. 그날 이후로 흥분을 하면 음경이 아프기 시작했다. 정력을 보다 더 세게 하기 위해 반지 모양의 성기구를 사용했던 것이 화근이었다.

●●● 남성 생식기는 곧게 팽창해 기능을 수행하기 때문에 음경이 휘어지면 이상 징후로 봐야 한다. 음경이 굽는 질환을 '음경만곡증' 이라고 하는데 최근 빈번히 발생해 남성들을 괴롭힌다. 상하좌우 모든 방향으로 굽

을 수 있으나 옆으로 치우치면서 굽는 경우가 더 흔하다. 휘는 양상은 바나나처럼 완만하게 휠 수도 있고 페니스의 한 부분에서 갑자기 꺾어지듯이 굽기도 한다.

음경은 백막이라는 딱딱한 막에 싸여 있는데, 발기가 될 때는 백막이 음경과 함께 팽창을 한다. 백막이 딱딱하게 변하면 음경이 힘 있게 팽창할 때 백막이 늘어나지 않기 때문에 음경은 굽게 된다. 이런 현상은 조직 자체가 변성되어 생길 수 있다. 또한 격렬하게 성교를 하거나 H씨의 예처럼 반지 모양의 성기구를 잘못 사용할 경우 음경 조직에 손상을 주어 상처가 생길 수도 있다. 성기구를 음경에 끼우게 되면 성교 도중에 기구가 있는 부분이 눌려서 백막이 손상을 받기 때문이다. 음경만곡증이 있으면 음경이 질 속으로 삽입되지 않아 정상적인 성교가 어려워지며 음경 통증을 동반하게 된다. 또한 정신적으로 충격을 받아 남성의 기능에 악영향을 줄 수 있다.

● ● ● 음경만곡증은 비타민E(토코페롤)를 장기간 복용하면 좋아지는 경우도 있지만 치료가 잘되지 않는 편이다. '포타바' 라는 약물이 음경만곡증에 효과가 있다고 알려져 있으나 약값도 비싸고 개인에 따라 효과가 없을 수도 있다. 그 외에 방사선을 쪼인다거나 호르몬제, 혈관확장제를 음경에 직접 주입하는 방법을 쓸 수 있다. 그러나 궁극적으로는 수술을 통해 교정을 하는 경우가 많다. 특히 발기의 이상이 동반될 경우에는 보형물을 삽입해 발기부전과 음경만곡증을 동시에 치료하기도 한다.

이 질환은 치료하는 데 어려움이 있기 때문에 예방이 중요하다. 무엇보다 중요한 것은 사랑을 나눌 때 너무 과격하게 하는 것을 피해야 한다. 음경이 아프다거나 딱딱한 것이 만져지면 지체하지 말고 전문가를 찾아야 한다. 또 발기되었을 때 페니스가 휘어지는 것을 발견하면 바로 전문가를 찾아서 상태가 더 진행되는 것을 막아야 한다. 동서고금을 통해 성에 대한 과한 욕심을 버려야 하는 것은 자명한 일이므로 검증이 되지 않은 성기구의 사용은 피하는 것이 좋다.

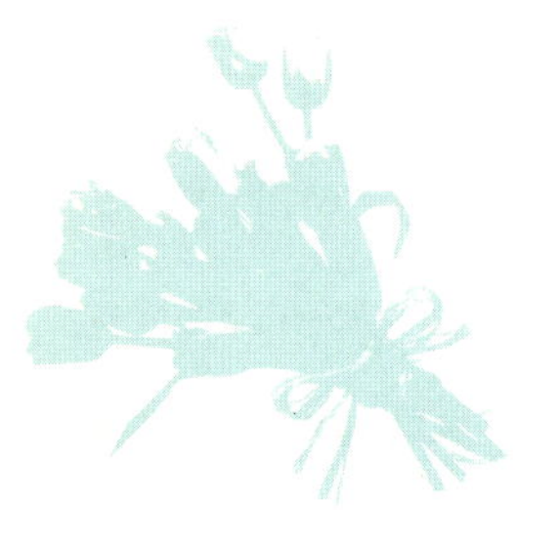

음경 확대 약물의 본질

'고추'가 너무 서도 곤란

한 환자가 허리를 굽히고 아랫도리 쪽에 손을 대고 클리닉을 들어섰다. 안산에서 중소기업을 경영하는 50세의 J씨. 남성에게서 가장 중요한 부분에 이상이 생긴 것 같은 불안감이 들어 황급히 클리닉으로 찾게 된 것. 아래에 심한 통증을 느끼면서 남성의 물건이 죽지(?) 않았기 때문이다. 이렇게 고생하게 된 J씨의 사연을 들어보기로 하자.

●●● J씨는 평범한 가정의 가장에 부부관계도 그런대로 잘 유지되는

편이었다. 그러나 문제는 주위 동료들의 섹스에 대한 허풍과 그의 마음에서 생긴 욕심이었다.

한 친구가 남성의 기능을 끝내주게 만드는 방법이 있다고 했다. 그렇게 하면 새파랗고 탱탱한 20대 파트너도 까무러치게 할 정도로 남성의 기능이 세질 수 있으니 한번 경험해 보라고 부추긴 것. 그 방법은 페니스에 주사를 놓는 엄청난 짓이었다.

그렇지 않아도 그는 요사이 정력이 예전만 못한 것 같아 어깨가 축 처지는 느낌이었다. 주위에서 친구들이 여자를 몇 번 죽였다든지 하는 무용담을 들을 때면 더욱더 귀가 솔깃해지곤 했다. 페니스에 주사를 놓는 게 끔찍하긴 했지만 환상적인 성생활을 위해 이 방법을 해보기로 마음먹었다. 그러곤 그 약이 무슨 약인지, 어떤 작용을 하는지, 무슨 문제를 일으킬지 전혀 모른 채 그냥 친구가 건네주는 주사약을 감사하게 받고는 눈을 지그시 감고 고추에 주사를 놓는 일을 저지르고 만 것이다.

결과는 기대 이상이었다. 남자의 물건은 기능이 왕성했던 젊었을 때 정도로 화를 내기 시작했다. 그는 보란 듯이 아내에게 멋지게 서비스를 하고 난 후 세상이 마치 자기 것인 양 들뜬 기분에 젖어들었다. 그러나 볼일을 본 후에도 성난 남성은 좀처럼 가라앉지 않는 게 문제였다.

그는 화난 남성을 달래기 위해 지쳐 곯아떨어져 있는 아내를 한 번 더 귀찮게 했지만, 남성은 더 화를 내며 가라앉을 기미를 보이지 않았던 것이다. 불안해지기 시작한 그는 자신도 마음대로 하지 못하는 신체의 일부분이 잠잠해질 때를 기다리다가 잠이 들었다. 아침에 눈을 떠보니 남성은 여전히 끄덕거리고 있었고, 급기야 아침 일찍 클리닉의 문을 두드리게 된 것이다.

●●● 남성의 성기를 이루는 실린더 모양의 구조인 음경해면체는 성기의 대부분을 차지한다. 이 부위는 음경이 발기할 때 커지며 딱딱해지는 조직으로, 음경 발기를 일으키는 주된 부분이다. 음경해면체에 약물을 주사해 발기시키는 방법은 1980년대 초 프랑스의 비라그 박사가 혈관확장제인 파파베린이란 약을 이용해 처음으로 시도한 이래 성기능장애 치유법으로 각광받고 있다(음경도 하나의 큰 혈관이라고 간주해도 무방하다).

이런 용도로 파파베린이 계속 쓰이다가 최근에는 성에 대한 치료가 진전돼 여러 가지 약을 섞은 혼합제와 프로스타클란딘이란 단일 약제가 파파베린보다는 효과도 월등히 좋고 합병증도 줄일 수 있어 널리 사용되고 있다.

하지만 '구슬이 서 말이라도 꿰어야 보배' 라는 속담처럼 아무리 좋은 치료법이라도 잘 시행치 않으면 돌이킬 수 없는 후회를 낳고 만다. 이러한 치료가 적합한 환자의 종류가 따로 있고, 약물의 종류라든지 얼마만큼의 용량이 가장 효과적인지를 잘 결정해야 비로소 좋은 치료법으로서의 가치가 있는 것이다. 이 환자의 경우에는 다행히 적절한 조치에 의해 남성은 편안하게 잠재워졌고 그 이후 별 탈 없이 기능을 회복했지만, 운이 나쁘면 영원히 불구가 되는 발기부전의 비극이 초래될 수 있다.

성은 영원한 테마이다. 관심이 많기에 욕심을 불러일으킬 수 있다. 성에 대한 과욕을 부리면 반드시 결과가 좋지 않으므로 항상 자신에 맞는 성적 능력의 수위를 알고 만족을 해야 할 것이다.

서투른 '자가 주사'에 깨어진 사랑

"선생님, 아내를 만족시킬 수 있게 해 주십시오. 집사람이 은연중에 불만을 보이고 부담을 주어 제 처지가 말이 아닙니다."

50대 초반의 변호사 K씨의 하소연이다. 소심한 성격의 소유자인 그는 아내의 성화에 못이겨 찾아왔다. K씨의 문제는 발기는 되나 강직도가 떨어지고 오래 지속되지 못하는 것. 모처럼 아내와 러브호텔에서 부부관계를 가질 때는 남성이 그런대로 기능을 했지만 집에선 도무지 마음처럼 되지 않았던 것이다.

"혈관을 확장시켜 페니스의 혈관 상태를 알아보는 동시에 성교를 가능케 하는 치료를 겸한 자가 주사요법을 해봅시다." 클리닉을 찾은 K씨에게 이렇게 권유했지만 그는 예민한 부분에 주사를 찌르는 방법을 쾌히 받아들이지 못했다. "이 방법을 사용하고 나면 주사의 도움 없이 발기가 될 수 있습니다." 그러자 그는 마지못해 승낙했다.

머뭇거리는 K씨에게 약을 투입하고 나니 마음이 점차 변하기 시작했다. 남자의 심벌이 오랜만에 힘차게 반응하며 기지개를 켰기 때문이다.

● ● ● 자가 주사요법은 1980년대 들어 개발됐다. 남성의 심벌에 주사

를 찌르는 방법으로 주사액이 페니스의 혈관을 확장시켜 피가 들어오게 함
으로써 음경에 힘을 넣어주는 방법이다.

페니스에 주사를 하면 5~10분 후 발기가 되고 약 1~2시간 지속되는데 이
때 원하는 대로 마음껏 성행위를 할 수 있다. 아주 가는 주삿바늘을 쓰기 때
문에 통증이 거의 없고 많은 환자에서 만족할만한 반응을 나타내 효과 있고
좋은 치료법으로 각광받고 있다.

먹는 약이 듣지 않을 때나 사용하기 어려울 경우(약에 의한 전신적인 증상으로 약
을 복용치 못하는 수도 있다), 그리고 당뇨 등의 지병이 있어 페니스 조직이 망가진
상태에도 이 방법은 효과적으로 이용된다.

최근에는 조루의 치료에도 자가 주사요법이 이용되어 사정시간을 효율적
으로 연장시킨다. 자기 스스로 도저히 주사를 못하는 경우는 자동으로 주
사해 주는 자동 주사기를 이용하면 단추 하나 누르는 것으로 힘이 실린 웅
대한 남성을 가질 수 있다.

그러나 단점도 있다. 반드시 전문가 지시에 따라 사용해야만 하고, 한 달
에 한 번씩 의료진을 만나 합병증과 주사약의 용량에 대해 체크를 해야 한
다. 그리고 이 방법은 성교할 때마다 주사를 놓는 거추장스런 일을 치러야
한다는 것이다.

● ● ● 자가 주사요법에 훌륭한 반응을 보인 K씨는 회심의 미소를 지으
며 몇 개의 주사기를 품 안에 넣어 갔다.

"이제는 뭔가를 보일 수 있단 말이야!" 그는 아내에게 큰소리를 쳤다. 그의 아내는 '이 양반이 병원에 다녀온 것 같기는 한데… 큰소리를 치니 뭔가 있겠지' 하고는 오랜만에 제대로 부부관계를 가질 기대에 부풀었다.

그는 깜짝쇼를 보이기 위해 화장실에서 아내 몰래 주사를 놓아 음경을 발기시키려고 했다. 그러나 주사를 놓다가 실수로 주사기를 떨어뜨렸고 이미 땅바닥에서 더럽혀진 주사는 다시 사용할 수 없었다. 그는 어깨를 떨구며 아내가 있는 침대로 다가왔고 그날도 역시 부부관계를 성사시키지 못했다. 결국 곧 전개될 사랑을 잔뜩 기대하고 있던 아내에게 덤으로 더 혼 나는 일이 벌어졌던 것이다.

자가 주사요법은 환자에게 행복을 안겨줄 수 있는 좋은 치료법인 것은 분명하다. 이런 사건들은 '옥에 티' 라고나 할까. 오랜만에 벌어질 부부관계를 너무 기대한 나머지 서둘러서 그랬나. 아니면 웅장하게 일어날 남성이 너무 감격스러워서 그랬을까….

음경 확대 약물의 본질

'음경 확대 약물' 이라는 선전 문구를 쉽게 접할 수 있다. 특히 인터넷을 통해 무차별적으로 들어오는 현실이다.

과연 이러한 약물은 어떤 것이며, 선전만큼 효과가 있을까.

음경 확대 약물은 Max Girth, VP-RX, PSH, Natural gain plus 등으로 다양하게 시장에 소개되어 있다.

제조회사에서는 제품의 신빙성을 부각시키기 위해 의사가 개발한 약물이라는 점을 강조하거나 언론매체에 소개되었다는 점을 강조하고 있다.

거의 대부분의 제품에서 약물의 효과를 대단하게 광고하고 있다. 약물을 복용하면 음경이 약 3인치(7.62cm) 정도로 크기가 커지며 둘레도 약 20% 정도 증가하는 효과가 있다고 주장한다. 또한 이런 효과가 모든 사람에게 나타나며, 효과가 없으면 환불 조치를 한다는 점을 강조한다.

음경의 확대 효과뿐만 아니라 심지어는 조루까지 방지할 수 있으며 발기도 아주 강하게 만드는 약이라고 선전하고 있다. 궁극적으로 크고 강하고 오래가는 멋진 남성을 만들 수 있는 약이라는 것이다.

제조사에서 제공하는 약물의 작동 기전을 살펴보면 다음과 같다.

약물은 혈관의 작용을 원활하게 해 보다 많은 혈액을 음경에 보내는 작용을 한다는 것이다. 또한 음경의 발기를 맡고 있는 음경해면체의 세포를 자라게 하고 이렇게 성장한 세포들은 혈액을 보다 많이 끌어들여 더 강한 발기를 이루며 또한 음경의 크기도 크게 한다는 것이다.

부작용 면에서도 탁월한 결과를 보인다고 한다. 100% 안전해 전혀 부작용이 없으며 의사들도 자신 있게 추천하는 약으로, 이 약만 있으며 수술도 필요 없으며 물리치료 또한 필요 없다고 자신한다.

그러면 이런 약제들은 어떤 성분을 가지고 있을까.

이런 제품들은 니아신(Niacin)과 아연(Zinc)을 주성분으로 하고 있다. 니아신은 비타민B 복합체의 한 종류이며 산화 환원 조효소인 NAD 및 NADP

의 성분이다. 또한 니아신은 혈관확장제로 작용하며 콜레스테롤을 저하시키고, 아연은 면역력을 증강시키는 인체 미네랄의 한 종류이다. 콜라겐의 형성과 뼈의 형성을 돕는다. 특히 남성의 정력을 증진시키는 효과가 있는 것으로 알려져 있다.

그 외의 성분으로는 식물의 나무껍질인 요힘브가 있는데 이 성분은 교감신경 차단 작용과 마취 작용이 있어 최음제로 사용된다. 그리고 혈관확장제의 원료로 사용되는 물질로서 인체의 혈액 공급에 필수적으로 요구되는 아미노산인 아르기닌(L-Arginine)을 함유하며, 식물에서 추출된 여러 종류의 식품 효소를 포함하고 있다.

● ● ● 하지만 그들의 광고는 과학적인 근거가 없는 한갓 달콤한 유혹에 지나지 않는다. 그 이유는 다음과 같다.

첫째, 이 약제는 음경 확대뿐 아니라 조루에 효과가 있으며 발기도 강하게 하는 효과가 있다고 한다. 그러나 이렇게 환상적인 약물은 존재하지 않는다. 음경의 조직이 커지기도 하고, 조루 예방, 발기를 강하게 하는 만병통치약처럼 모든 것을 해결하는 약은 현실적으로 불가능하다.

세포가 커지는 것은 세포의 성장을 조절하는 물질에 의해 이뤄지며, 조루는 빨리 사정하는 신경에 의해 일어나는 현상이다. 그리고 발기는 발기세포의 작용에 의해 생기는 현상이다. 이처럼 서로 다른 메커니즘에 의해 일어나는 현상이라고 할 수 있다. 그러므로 어느 하나의 현상에 탁월하게 작용하는 약물은 다른 현상에는 별 작용을 하지 못한다. 서로 기전이 다르기 때문이다.

둘째, 이 약물은 음경해면체의 세포를 자라게 하며 성장한 세포들은 혈액을 보다 많이 끌어들여 더 강한 발기를 이루며 음경의 크기도 크게 한다고 주장한다. 약물의 주성분인 니아신과 아연 그리고 부수적인 성분 중에 혈액순환을 원활하게 하는 것들이 있는 건 사실이다. 그러나 그 효과가 사람마다 다르며 효과가 강하지 않은 것으로 알려져 있다. 주위에서 쉽게 구할 수 있는 단순한 비타민제와 효능이 비슷한 정도이다. 더구나 이러한 성분으로 음경의 세포를 자라게 하는 것은 과학적으로 거의 인정되지 않고 있다.

셋째, 이 약물은 효과가 거의 100% 완전하다고 주장한다. 그러나 모든 약물의 효과는 100% 완벽하게 나타나지 않는다. 그만큼 사람마다 효과가 다르게 나온다는 의미이다. 즉, 아무리 효과가 좋은 약이라도 모든 사람에게 동일한 효과가 나오지 않는다.

비아그라의 예를 들어보자. 비아그라가 아무리 효과가 좋다고 하더라도 10명 중 7명 정도에서만 효과가 있다. 그러므로 100% 효과 보장이라는 언급은 그만큼 신빙성이 떨어지는 약물이라고 할 수 있다.

넷째, 모든 약물들은 사람에 따라 적합한 것이 있으며 부작용을 내는 경우도 있다. 그러므로 100% 부작용이 없다는 주장은 일방적인 선전으로 간주해도 될 것이다.

●●● 결론적으로 정확한 지식을 가지고 성기능 치료 약물을 판단해야 한다. 성(性)은 누구에게나 영원한 테마이자 관심거리이다. 그러므로 주위에 수많은 유혹의 손길이 도사리고 있다는 것을 잘 알아야 한다.

만약 구입해 사용하고 싶은 약제가 있으면 제조회사에서 선전하는 문구에 현혹되지 말고 반드시 전문가와 상의하는 것이 자신의 건강을 지킬 수 있는 지름길이다.

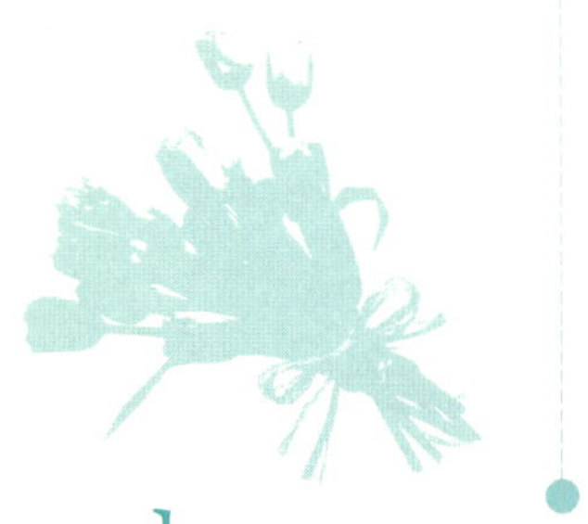

지루·조루 원인을 찾아라

원인 찾으면 조루는 없다

"삽입하고 몇 번 하지도 않았는데 그냥 나와 버립니다."

경영컨설팅 회사에 근무하는 40대 초반의 L씨는 부부관계를 갖는 것이 부담이 되었고, 밤이 오는 것이 두려웠다. 사랑을 할 때마다 빨리 사정하는 현상이 계속되어 말 못할 고민을 하고 있기 때문이다. 참으려고 아무리 노력해도 성교를 시작하고 15번 정도 왕복운동을 하면 사정액이 뿜어 나오니 더 이상 말해 무엇할까.

L씨의 아내는 시작하자마자 끝을 내고 슬그머니 자신의 배 위에서 내려

오는 남편이 야속하기만 했다. L씨는 비상수단을 써보기도 했다. 궁여지책으로 귀두에 약을 발라 사정시간을 연장시켜 남자의 체면을 세우곤 했다. 그러나 점점 약에 의존하지 않으면 안 되는 자신에게 불안감이 생겼다. 다른 방편으로 한약도 먹어보았으나 별 효과를 보지 못했다.

●●● 여러 가지 성기능장애 중에서 남성들을 가장 애태우는 것이 조루이다. 사정이 어느 정도 빠른 것이 조루인지에 대한 기준은 정확히 정해지지 않았다. 단지 '부부관계를 할 때 사정이 빠른 현상으로 인해 여성이 성만족을 느끼지 못하는 횟수가 절반이 넘을 때 조루' 라고 보는 견해가 보다 설득력 있게 받아들여지고 있다. 섹스는 아내와 이뤄지는 상대적인 것이며 부부 서로가 만족해야 하기 때문이다.

조루의 가장 흔한 원인은 사정에 대해 예민한 반사 생리이다. 사정을 담당하고 있는 중추신경이 과도하게 흥분을 해 '발사!' 지시를 빨리 내린다거나, 거꾸로 귀두에 분포되어 있는 가지신경들이 예민하게 반응함으로써 자신도 어쩔 수 없이 사정이 이뤄지는 것이다.

현대의학은 조루를 치료하기 위해 지속적인 노력을 했고 1990년대 중반에 이르러서 많은 발전을 했다. 그만큼 정확한 진단이 가능해졌으며 이에 따른 다양한 치료법이 등장했다. 최근에는 척추신경에서 조루의 원인이 되는 신경물질을 발견해 머지않아 사정도 자유자재로 조절할 수 있는 약물이 나올 전망이다.

조루의 치료를 위해 보다 중요한 것은 정확한 원인을 찾아 그에 따른 치료를 하는 것이다. 전립선 등의 생식기에 염증이 있으면 염증 치료를 하며, 호르몬에 이상이 있으면 호르몬 보충요법을 한다. 그 외의 대표적인 것으로는 심리요법, 케겔운동이라 불리는 항문근육 운동, 그리고 정지, 시작법 등의 재활요법이다.

이러한 방법들이 실패할 경우 항우울제를 사용하기도 한다. 음경이 예민한 사람들에게 감각을 둔화시키는 방법은 두 가지가 있다. 음경의 감각 자극을 떨어뜨리는 마취제를 음경에 바르는 약물도포요법은 사용할 때만 효과가 있다는 단점이 있다.

이에 반해 1994년 소개된 수술은 영구적인 효과를 보이며 귀두의 감각신경 가지가 많은 사람들에게 유용한 치료법이다. 과민하게 반응하는 감각신경을 적당히 '가지치기' 해서 부분적으로 감각을 떨어뜨린다. 수술시 유의해야 할 점은 고유의 신경기능을 보존하며 과민한 신경의 일부분만을 필요한 만큼 감소시키는 것이다.

만족스런 성생활을 위해 사정시간을 조절하는 것은 남성의 자존심 회복을 위해 대단히 중요하다.

헉! 아침에 안 선다고? 조조 발기 현상

"40대에 들어서니 확실히 다릅니다. 이제는 맛이 완전히 갔습니다."

최근 직장생활을 그만두고 자기 사업을 시작한 40대 초반의 P씨는 걱정스러운 듯이 하소연했다. "선생님, 예전에는 아침마다 물건이 잠옷 속에서 힘 있게 텐트를 치곤 했는데 요샌 영 소식이 없습니다. 계속 이러다간 영영 불구가 되는 건 아닌가요?"

P씨는 최악의 불경기에 회사를 시작해 신경 쓸 일이 많아 심신이 몹시 피곤한 상태였다. 그러던 어느 날 그는 아침에 흔히 있는 현상을 발견할 수 없었다. 잠에서 깨어날 때 음경이 발기되는 현상이 갑자기 사라져버린 것이다. 이런 변화가 남성의 종말을 의미하는 것이 아닐까 생각하고는 불안한 심정으로 클리닉을 찾았던 것이다.

●●● 잠에서 깰 때 음경이 발기되어 있는 현상을 '조조 발기' 라고 한다. '아침에 발기가 되지 않는 남자에게는 돈도 빌려주지 말라' 는 옛말이 있을 정도로 조조 발기는 예로부터 남성의 건강과 정력의 잣대로 여겨져 왔다. 그러기에 이 현상이 없으면 그만큼 남자로서 능력이 없다는 의미이다. 그러면 남성 능력의 상징으로 여겨지는 조조 발기의 실상을 살펴보기로 한다.

결론적으로 말하면 크게 걱정할 필요는 없다. 조조 발기가 있으면 좋지만 만일 없더라도 반드시 문제가 있는 것은 아니므로 크게 걱정하지 않아도 된다. 정상적인 남성에게도 조조 발기는 종종 나타나지 않을 수 있기 때문이다. 모든 남성은 잠을 잘 때 정상적으로 발기가 된다. 이러한 현상을 '수면 중 발기' 라고 하며 마치 사람이 눈을 깜빡거리고 숨을 쉬는 것처럼 살아 있으면 누구에게서나 당연히 나타나는 생리현상이다.

수면 중 발기는 하루에 5번 정도 일어나고 한 번에 약 30분간 지속된다. 이런 수면 중 발기가 잠에서 깨어날 때 발견되면 조조 발기의 현상을 느끼게 된다. 그러나 정상적으로 수면 중 발기가 있다고 하더라도 아침에 조조 발기를 발견하지 못할 수도 있다. 왜냐하면 수면 중 발기는 시간 간격을 두고 일어났다가 없어지기 때문이다. 다르게 표현하면 수면 중 발기가 왕성하게 되더라도 깨어날 때 발기를 순간적으로 포착하지 못하면 조조 발기가 없어진 것으로 오해하게 된다.

●●● 아침에 발기가 잘된다는 것은 좋은 현상이다. 잠을 잘 때 발기가 왕성해 그만큼 조조 발기가 자주 발견되는 것이므로 정력이 좋다고 할 수 있다. 하지만 조조 발기가 없다고 해서 성기능의 장애가 있는 것은 아니다. 정상임에도 불구하고 조조 발기가 없는 것으로 인해 발기부전이 생겼다고 고민하는 것은 안타까운 일이다. 그러나 조조 발기가 없으면서 동시에 성교를 할 때 발기가 잘되지 않거나 유지가 안 되면 발기의 이상이라고 할 수 있다. 이런 경우에는 발기부전을 유발하는 호르몬의 이상, 혈관질환 그리고 신경계의 이상 등이 있을 수 있으므로 조속히 전문가를 찾아야 한다.

정상 남성에서도 조조 발기는 종종 나타나지 않는 경우가 있다. 조조 발기가 어느 날 갑자기 없어지더라도 불안하게 생각하거나 심리적 부담을 갖지 않는 것이 좋다. 조조 발기 현상이 없다고 하더라도 큰 이상이 아니라고 생각하라. 대신 열심히 운동하며 스트레스를 멀리하는 것이 원활한 성기능을 유지하는 지름길이다.

지루, 아무리 해도 나오지 않는군요

"김 선생, 지루가 있는 것 같아…. 나올 듯하면서 아무래도 나오지 않는 것이 문제야."

고등학교 선배인 K씨가 클리닉을 찾아왔다. 선배는 오랜만에 얼굴 한번 보러 왔다고 했지만, 실상은 부부관계에서 이상이 있는 것 같아 상담차 온 것이었다.

지루증을 호소하는 K선배는 58세의 나이에도 정력이 왕성했고 아내와 사별한 후로도 가끔씩 여자관계를 가지며 비교적 관리를 잘해 성생활에 전혀 문제가 없었다. 선배는 그럭저럭 5년을 지내다가 다시 결혼을 해 늦게나마 신혼의 꿈에 젖어 있었고 새 파트너와의 부부관계는 빼놓을 수 없는 일이 되었다.

재혼한 아내는 폐경이 오지 않아서 성교를 할 때 분비물도 많이 나오며 성반응도 젊은 여자 못지않은 편이었다. 이런 연유로 K선배 부부는 10년이라는 나이 차이와 인생의 황혼기라고 볼 수 있는 나이에도 부부생활을 즐기고 있었다. 그러던 중 하루는 30분 정도의 성교를 하고 난 후 사정이 되지 않는 것이 아닌가! 결국 K선배는 사정을 하지 못하고 성행위를 그만두었다. 그만 찜찜하게 아쉬움을 남기면서….

그 후로 아무리 왕복운동을 해도 사정이 되지 않는 현상이 가끔씩 생겼다. 사정이 되지 않으니 나중에는 땀이 나고 기운만 빠져 선배는 빨리 끝났으면 하는 마음뿐이었고 섹스가 지겨워질 정도였다. 한 가지 재미있는 일은, 자위행위를 하면 쉽게 사정이 되었지만 아내와의 관계에서는 안타깝게도 마음대로 사정이 되지 않는 것이었다.

●●● 지루증이란 사정을 할 것 같은 기분은 들지만 강한 근육의 수축을 동반하며 쾌감의 절정인 방사가 잘되지 않는 현상을 말한다. 원인은 대부분 남성의 마음 아래에 깔린 불안, 죄책감, 부담감 등 정신적인 갈등에 의한 것이다.

K선배도 자위행위 때는 훌륭히 사정을 하지만 실제 상황에서는 안 되는 것이 심리적인 원인이라고 볼 수 있다. 섹스 파트너에 따라 사정이 안 되는 경우도 이에 속한다. 그 외에 신경 이상, 당뇨병 등 신체 이상에 의한 기질적인 원인도 있으며 최면제, 아편류, 알코올, 신경안정제, 항정신병 약물, 신경계통의 약물 등도 지루 현상을 야기한다.

성교 상대의 문제로는 여자의 질이 넓어져 남성이 자극을 느끼지 못해 사정이 안 되는 경우도 있다.

지루의 치료로는 신체에 이상이 있으면 이를 교정하고, 사정을 지연시키는 약물을 복용하고 있으면 약을 끊도록 한다. 정신적 원인에 의한 경우라고 생각되면 불안감을 풀어주면서 성행위에 집중할 수 있도록 심리치료와 더불어 약으로 치료한다. 여성이 손이나 입으로 자극하면서 서로의 성기를 애무하는 성교 기법과 여성 상위의 성교 체위를 취하는 등의 적극적인 성교 방법이 효과적이다. 그리고 교감신경 자극제를 투여할 수 있으며 삽입 전에 충분한 자극을 해 성반응을 고조시킨 뒤 삽입하면 성공적인 사정을 할 수 있다.

한 달 후 직설적인 성격의 선배는 싱글벙글 웃으며 진료실을 들어왔다.

"김 선생, 이제는 이 일로 오지 않아도 될 것 같네. 하라는 대로 하니 바로 효과가 있더군. 그것 참 신기하기도 하고…. 여태껏 살면서 이런 게 병인 줄 몰랐었네!"

약과 행동요법이 잘 들어 본인도 만족하고 아내도 좋아한다는 것이다. 더 이상 약이 필요 없다는 권유에도 불구하고 1개월분의 약을 더 넉넉히 처방받은 선배는 안심이 된다는 듯이 진료실을 나갔다. 약이 있으면 마음이 든든해진다는 말을 남기면서.

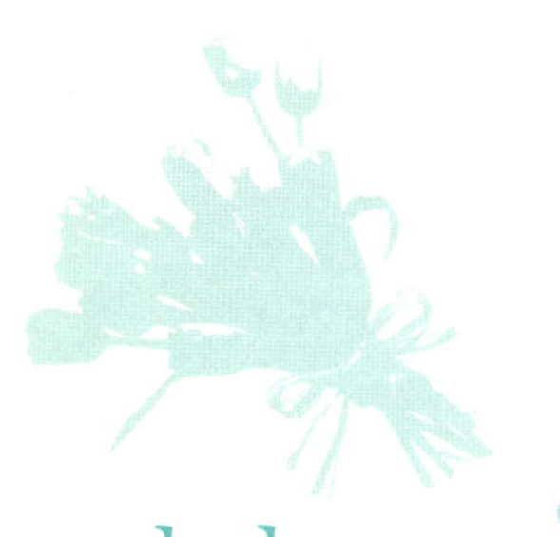

자신감 있게 만드는 발기 강직도 저하

발기 강직도가 약해지면

50대 초반의 대기업 간부인 Y씨가 의기소침한 모습으로 클리닉을 찾았다. 언제부턴가 발기했을 때 음경이 예전처럼 딱딱하지 않은 것에 대해 아쉬움을 느꼈다. 그러던 중 어느 날 갑자기 소변이 자주 마렵기 시작했다. 또 소변발이 약해지면서 배뇨 후 바지를 올리면 소변이 몇 방울 흘러나와 팬티를 적셨다.

몸의 변화는 부부생활에서도 나타났다. 사정을 하고 나면 불쾌한 통증이 성기 끝에 느껴졌다. 가뜩이나 발기의 강직도가 약해져 걱정하고 있던 터에 통증까지 있으니 Y씨는 점점 부부관계를 피하게 되었다. 이렇듯 발기부전으로 고민을 하던 중 오줌소태가 생기자 더욱 자신감을 잃게 되었고 마침내 클리닉을 찾게 되었다.

●●● 중년 남성을 괴롭히는 질환 중 대표적인 것이 오줌소태와 성기능장애이다. 남성의 오줌소태는 전립선질환에 의한 것이 거의 대부분이다. 전립선은 남자에게만 있는 호두 크기만 한 기관으로 방광 밑에 있으며 그 가운데로 오줌길이 지나간다. 그러므로 전립선이 좋지 않으면 당연히 오줌소태가 온다.

전립선질환과 성기능 저하가 동시에 나타나 클리닉을 찾는 남성들이 많아지고 있다. 오래전부터 많은 남성들은 오줌의 세기, 속칭 '오줌발' 과 남성의 정력이 직결된다고 믿어 왔다. 실제로 오줌의 세기가 약해지는 시기에 대개의 남성들은 정력 또한 약해지기 시작한다.

전립선질환과 발기부전의 관계는 아직 정확하게 밝혀져 있지 않다. 하지만 이 질환이 동일한 사람에게 동시에 일어나는 일이 너무 흔하므로 상호 연관성이 있는 것으로 추정되어 많은 연구가 시도되고 있다. 더구나 전립선이 나쁘면 오줌소태 이외에도 사정을 한 후 아랫배가 땅기고 생식기에 통증이 생겨 자연히 성관계를 피하게 된다.

왕성한 성기능을 유지하려면 전립선 관리를 잘해야 한다. 모든 질병과 마찬가지로 전립선질환의 치료도 환자에게 가장 부담이 없으면서 효과적인 방법을 우선적으로 선택한다. 이 방법에는 단연 약물 복용이 으뜸으로 꼽힌다. 그만큼 좋은 약이 개발되어 약을 복용함으로써 큰 효과를 볼 수 있기 때문이다.

●●● 자신의 질병에 대한 막연한 불안감, 특히 수술에 대한 공포감으로 병원 찾기를 꺼리던 Y씨는 전립선비대증과 발기부전을 약물로 치료할 수 있었다. 그는 가벼운 약물치료로 효과를 본 것에 대해 매우 만족해하며 고마워했다. 더구나 전립선약을 복용하고부터는 새벽마다 음경이 힘차게 생명의 신호를 보내기 시작했다. 사정을 한 후 느끼곤 하던 불쾌한 음경 통증도 없어져 마음 편하게 부부관계를 즐길 수 있게 되었다.

남성을 괴롭히며 활력을 떨어뜨리는 오줌소태와 성기능 저하는 개인의 행복과 가정의 평화를 위해 극복되어야 한다. 발기가 약해지거나 소변보기가 불편한 남성은 병원을 찾는 데 주저하지 말자.

발기부전 치료를 위한 세 가지 경구용 약제

새롭게 선을 보인 발기부전 경구 제제에 대한 발표가 관심을 끌고 있다. 최근 필리핀에서 개최된 아시아 · 태평양성기능장애학회에서 현재 사용이 가능한 세 가지 경구용 약제를 비교한 결과가 발표되었다. 이번 결과는 그동안 발표되었던 경구용 발기부전 치료제에 대한 신빙성이 있는 연구 결과를 전체적으로 분석해 결론을 내린 것이다.

1990년대말 실데나필(Sildenafil, 상품명 비아그라)이 소개되면서 성기능장애의 치료에 획기적인 선을 그었다. 최근 전 세계적으로 비아그라와 함께 두 가지 약제가 사용되고 있다. 하나는 타다나필(Tadanafil, 상품명 씨알리스)이며 또 다른 하나는 발데나필(Vardenafil, 상품명 레비트라)이다. 국내에서 개발된 약제(우데나필, 상품명 자이데나)가 있으나 국제적으로 사용되고 있지 않다.

이 약제들은 모두 PED5 억제제로서 음경에 직접 작용을 하므로 기존의 비아그라와 비슷한 작용 기전을 가진다고 할 수 있다. 그러나 이 약들은 서로 다른 구조를 가지고 있고 또한 세부적인 약리작용이 사뭇 달라서 효과, 작용 형태 그리고 부작용 면에서 서로 다른 양상과 특징을 보인다.

발기부전 환자들을 대상으로 한 다국적 연구에서 세 가지 약제들은 모두 기존의 약제보다 발기를 강하게 하는 것으로 나타났으며 부작용 역시 별로 없는 것으로 보고됐다.

●●● 음경에 작용해 발기에 관여하는 효소인 PDE5를 억제하는 기전은 동일하다. 그러나 약물역동학 면에서 세 가지 약제는 모두 다르다는 것을 분명히 인식해야 한다. 그 중에서도 약제의 선택성과 작용시간이 각각의 약물을 차별화하는 가장 큰 차이이다. 역시 이러한 현상은 1998년에 시행된 비아그라 연구, 2002년의 씨알리스 연구, 2003년의 레비트라 연구에서 분석이 가능했다.

약제의 선택성은 약물에 대한 부작용의 발현에 관한 것으로 임상적으로 중요한 의미를 가진다. 환자의 기분이 불쾌해지는 두통이 비아그라는 30% 의 환자에서 나타났으나 새로운 약제인 씨알리스와 레비트라는 21%와 16% 로 현저히 감소되는 양상을 보였다. 약제 복용 후 얼굴이 벌겋게 달아오르 는 안면홍조 역시 새로운 약제에서는 아주 드물게 볼 수 있었다(안면홍조 발생 률: 비아그라 20%, 레비트라 9.5%, 씨알리스 5% 순).

그 외의 부작용인 시야가 흐려진다거나 물체의 색깔이 푸른색으로 보이 는 시각장애가 비아그라의 경우 11%의 환자에서 나타났으나 다른 약제에 의한 경우는 아직 관찰 중으로 조금 더 기다려야 결과를 알 수 있을 듯하다.

세 가지 약제가 각기 약리작용이 다르다는 것은 약제의 작용시간으로 알 수 있다. 비아그라는 Tmax hr(혈중 최고농도 도달시간)와 T1/2hrs(약물의 반감기) 가 각각 0.8시간과 3~5시간이었으나, 레비트라는 0.7~0.9시간과 4~5시 간이었고, 씨알리스는 2시간과 17.7시간으로 가장 길었다.

●●● 발기부전의 경구용 약제가 다양해지면서 약제를 선택하는 폭도 넓어져 환자들이 매우 편하게 약제를 결정하는 것을 실제 남성클리닉에서 자주 접한다. 이 중에서 기존 비아그라의 부작용 – 얼굴이 화끈거린다든지, 눈이 충 혈된다든지, 머리가 아프다든지, 시야가 흐려진다든지 등 – 을 경험한 환자들이 특히 새로 운 약제로 혜택을 보고 있다.

비아그라에 이어 새롭게 선을 보인 약제들은 다른 특성을 지닌 약들이다. 더구나 같은 약이라도 개인에 따라 효과와 부작용이 다르게 나타난다. 어떤 사람에게는 레비트라가 알맞고(부작용이 없으며 효과가 좋은 것을 의미한다), 또 다른 사람에게는 씨알리스가 좋을 수 있다. 다르게 표현하면 개인에 따라 효과가 좋고 부작용이 없는 맞춤형의 약제가 있다는 것이다.

결론적으로, 4가지 약제들(자이데나 포함)은 발기를 시키는 작용은 비슷하다. 그러나 약물의 효과는 개인에 따라 다르게 나타나며 부작용도 사람마다 아주 다른 양상을 보인다. 그러므로 자신에게 가장 알맞은 약제를 선택하여 사용하는 것이 바람직하다. 이는 현재 4가지 약제가 개발되어 가능하게 되었다.

마음의 상처가 발기부전 유발

"현재 당신에게서 무엇이 가장 문제라고 생각합니까?"

아내와 함께 클리닉을 찾은 J씨는 이 질문에 딱 한마디로 "정신적"이라고 답했다. 올해 결혼 6개월째인 32세 J씨의 문제는 음경이 발기 되어도 딱딱해지지 않는데다가 삽입을 하자마자 금세 사그라지는 것이었다.

그에겐 생각하기조차 싫은 과거가 있었다. 대학 시절 여자친구와 어쩌다 풋사랑을 나눈 후 음경에서 나와선 안 될 노란 액체를 선물로 받았다. '이거 큰일 났구나. 이제 불구가 되는 게 아닐까' 귀중한 아랫동네에 이상이 생기자 그의 심적 충격은 이루 말할 수 없었다.

그는 고민을 거듭하며 술로 시간을 보내다가 전립선염까지 앓게 되었다. 그 후 여자라면 쳐다보기도 싫었고, 관심 또한 전혀 생기지 않았다. 결혼한

후에도 옛날의 악몽이 되살아나 성교를 피하곤 했다. 그러던 어느 날 음경
에 힘이 빠져 부부관계를 끝까지 못하는 현상이 벌어지게 되었다.

●●● 음경의 발기는 국소적인 성기의 혈액순환뿐 아니라 머리에서 내
려오는 신호가 원활하게 작용하는 복잡한 현상이다. 그 결과 궁극적으로 웅
장한 남성의 실체가 하늘을 보며 힘 있게 일어서는 하나의 작품이다. 섹시
한 여자의 벗은 사진을 보면 야릇한 기분으로 흥분되는 것이 바로 머리에서
나오는 신호인 정신적인 흥분이다.

여기서 아무리 아랫부분이 정상적으로 작동을 하더라도 음경의 발기를
가로막는 억압이 머리로부터 생기면 남성은 힘 있게 작용을 하지 못하게 된
다. 이런 경우를 '심인성 발기부전' 이라고 일컫는다. 원인으로 성에 대한
지나친 혐오감이나, 심한 자위행위 등으로 성에 대한 죄의식을 가진 경우
를 들 수 있다.

비슷한 이유로 클리닉을 찾은 대학생인 P씨. "선생님, 요사이 다른 애들
은 애인과 재미를 곧잘 보던데, 저는 막상 연애를 하려고 하면 '남자 구실
을 할 수 있을까' 하는 불안이 앞서고 실제로 그게 금방 죽어버려요."

P씨는 2년 전 친구들과 어울려 사창가를 찾은 적이 있었다. 열심히 피스
톤 운동을 하고 있는 그에게 직업여성은 귀찮은 듯 말을 내뱉었다. "빨리
끝내! 힘들게 노력하지 말고" 라며 면전에서 창피를 주자, 그의 심벌은 갑자
기 시들어버렸다.

자존심이 상한 그는 여자와 섹스를 할 때마다 '또 안 되면 어떻게 하나' 하는 불안감이 들었고, 이러한 불안을 해소키 위해 자위행위를 심하게 했다. 이런 경우가 죄의식과 불안에 의한 전형적인 심인성이라고 할 수 있다.

●●● 다른 심인성 발기부전의 원인으로는 페니스가 비정상으로 작다든지, '자신은 남자로서 빵점인 사람' 등의 열등감을 들 수 있고, 섹스 파트너가 너무 뚱뚱하거나 깨끗하지 못해 성적 매력이 없는 경우에도 심인성 발기부전이 일어날 수 있다. 어쨌든 자연스러운 성행위를 저해할 수 있는 모든 생각이 심리적으로 억압을 일으킬 수 있는 것이다.

모든 것은 마음먹기에 달렸다고 하지만, 뜻대로 안 되는 것 중의 하나가 사람의 마음이다. 심인성 발기부전의 경우 치료하는 데 어려움을 겪기도 한다. 한 가지 명심해야 할 것은 마음에서 모든 게 꼬인다는 것을 인식하고, 될 수 있는 대로 불안을 떨쳐버리면서 전혀 문제가 없다는 것을 스스로에게 확신시킨다. 제멋대로의 자기중심적인 마인드 컨트롤이 어느 정도 필요하다.

일과성 발기부전, 마인트 컨트롤로 '효과'

70대 노인이 40년 연하 여성과 결혼해 자식을 낳고 성생활을 즐기며 산다는 얘기가 종종 언론에 보도된다. 발기능력은 70세가 넘어도 건재한 경우가 많은 것이 사실이다. 그러나 한창 나이에 발기이상을 경험해 충격을 받는 남성들도 적지 않다.

벤처회사의 이사인 38세의 L씨는 부부관계 도중에 음경이 힘없이 가라앉는 일을 경험했다. 아내의 도움으로 어렵사리 성행위를 마쳤지만 그는 이 일이 마음에 걸렸다.

그 후 얼마간 이상이 없다가 또다시 발기가 잘되지 않자 고민 끝에 클리닉의 문을 두드렸다. 검사 결과 음경의 기능과 상태는 양호하다는 진단을 받은 L씨는 일시적인 발기부전의 원인을 교정한 뒤 원만한 부부생활을 계속할 수 있었다. 그리고 불안감에서 벗어나 회사 일에도 몰두할 수 있었다.

●●● 40대 이후 남성이 가끔씩 발기부전을 경험하는 것은 흔한 현상이다. 그럼에도 이런 일로 충격을 받는 남성이 적지 않다. 그러나 이런 현상은 몸에 이상이 없어도 나타날 수 있기 때문에 그다지 걱정하지 않아도 된다.

세계보건기구에서는 발기의 이상을 다음과 같이 정의한다. "성교를 할 때마다 3개월간 지속적으로 이상이 있을 때 비로소 발기부전이라는 진단이 가능하다." 즉, 가끔씩 발기부전이 있다가 다시 정상적으로 발기가 되면 큰 이상이 아니라는 의미이다.

인체는 생명을 유지하기 위해 여러 가지 생리현상을 보인다. 몸의 컨디션이 좋지 않을 때에 몸이 뻣뻣해지거나 눈이 뻑뻑해지는 것도 일종의 생리현상이다. 같은 맥락에서 건강에 문제가 있을 때는 일시적으로 발기에 이상이 나타날 수 있다.

대부분의 남성들은 성기능 이상을 경험하면 심리적 충격을 받게 되고 심적 부담감을 느끼며 자신감을 잃게 된다. 또다시 이런 불미스러운 일이 생기지나 않을까 하는 불안감에 휩싸이게 되고 이로 인해 성행위를 피하는 악순환에 빠져들게 된다. 방치할 경우 남성의 자존심이 망가지면서 회복이 어려운 발기부전에 빠져든다.

이럴 때에는 어떻게 대처해야 할까. 우선 남성으로서 끝이라는 스트레스를 떨쳐버려야 한다. 아무런 문제가 없는 경우에도 일시적으로 발기부전이 생길 수 있다는 사실을 마음에 새겨두는 것이 필요하다. 그리고 발기 이상을 야기시키는 원인을 찾아 바로잡아야 한다.

L씨의 경우 음경의 상태는 정상이었으나 과도한 스트레스, 심한 복부 비만, 호르몬의 저하 그리고 소화장애 때문에 복용하고 있던 위장약 등이 원인이었다.

●●●● 만병의 원인인 스트레스는 음경의 혈액 소통도 방해해 발기가 잘되지 않게 만든다. L씨에게 있어서 또 다른 원인은 복부 비만. 어느 연구기관의 통계에 따르면, 성기능의 저하를 호소하는 남성들 중 복부 비만인 경우가 약 60%에 달했다. L씨는 호르몬 상태도 좋지 않아 성장호르몬 분비가 1.9ng/㎖로 현저히 저하되어 있었다. 성장호르몬이 부족하면 발기부전의 원인이 되며 근력이 떨어지면서 지방질이 쌓여 살이 찌게 된다.

L씨는 우선 소화불량 때문에 먹고 있던 위장약을 다른 것으로 바꾸었다. 그리고 뱃살을 효과적으로 줄이기 위해 칼로리 섭취를 제한했다.

또 규칙적인 운동을 시작했다. 운동은 복부 비만에도 유익할 뿐 아니라 스트레스 해소에도 많은 도움이 되기 때문에 성기능 향상에 매우 중요하다. 또한 스트레스 해소를 위해 마인드 컨트롤을 했으며 체내 성장호르몬을 정상적으로 유지시키는 호르몬요법을 실시했다.

이처럼 발기 이상을 유발하는 원인을 교정한 후 L씨는 아무 문제 없이 성생활을 할 수 있었다. 남성에게 가끔씩 찾아오는 성기능 저하는 원인 규명과 교정을 통해 쉽게 해결할 수 있다. 또 일시적 발기부전은 건강의 적신호일 수 있으므로 이를 자신의 건강을 되돌아보는 기회로 삼는 것이 좋다.

남성을 괴롭히는 전립선 질환

불쾌한 아래, 남성의 숙명

여성과 남성은 많은 부분에서 서로 다르다. 여성은 한 달에 한 번씩 찾아오는 월경과 출산의 고통으로 불편함을 겪고 있지만, 남성에게도 남자이기 때문에 지니는 어려움은 여자 못지않다. 그 중 남성에게만 있는 전립선에 의한 불편이 대표적이다.

40대 초반의 J씨는 얼마 전부터 간혹 소변 끝 무렵에 고환 밑에서 힘줄이 끊어지는 듯한 통증을 느꼈으며 요도도 아팠다. 평소에는 음경 끝에 소변이 남아 있는 듯한 잔뇨감이 있고 특히 피곤하면 소변에 힘이 없었다. 이런 현상은 부부관계를 강하게 하면 더 심해졌고 사정을 하고 나면 아랫배가 땅겼다. 때문에 자연히 아내와의 성관계를 회피해 본의 아니게 오해도 받게 되었다. J씨는 직장 동료에게서 전립선 이상을 방치하면 암이 된다는 소리를 듣고 불안한 마음으로 클리닉을 찾았다.

● ● ● 전립선이란 남자에게만 있는 일종의 샘(泉)이다. 이 기관은 정자가 원활히 헤엄칠 수 있는 액체(pool)를 만드는 작용을 하며 사정액의 약 15% 내외를 만든다. 전립선은 오줌보라고 불리는 방광을 아래에서 받치고 있고, 오줌길과 정액이 흘러나오는 길이 전립선을 지난다. 남성이 절정감을 느끼면서 힘차게 정액을 내쏘는 사정관도 전립선 내부에 있다. 따라서 성관계를 할 때 전립선에 문제가 있으면 통증을 느끼게 되는 것이다.

전립선은 정액을 만드는 중요한 역할도 하지만 남성들의 생식기를 불편하게 만드는 주범이다. 남성이 아랫배, 음경, 요도, 고환, 회음부(고환과 항문 사이를 말한다), 항문 주위에 불편을 느끼는 경우가 많지만, 진단 결과 아무런 이상이 없는 경우가 허다하다. 불쾌한 통증을 유발하는 대표적인 원인은 전립선의 염증이나 전립선 통증이다. 혹자는 전립선 염증이 오래되면 전립선 암으로 진행된다고 잘못 알고 있기도 하다.

전립선의 치료는 완치를 목표로 하되, 증상을 없애는 것에 주안점을 두어야 한다. 약물요법, 온수 좌욕, 골반과 괄약근의 기능을 강화하는 재활치료인 바이오피드백, 전립선 내로 약물을 주입하는 방법, 요도에 약물을 주입하는 방법, 요도 확장 등 여러 가지가 있다. 치료법이 많다는 것은 가장 좋은 대표적인 방법이 없다는 의미이기도 하다. 많은 방법 중에서 환자에게 부담이 적은 것부터 시도해 가장 효과가 있는 방법을 찾는 것이다. 효율적인 치료를 위해 몇 가지 방법을 병용해 시도하기도 한다. 이것이 전문 클리닉이 해야 할 의무이자 노하우일 것이다. 환자 개인이 주의해야 할 것은 규칙적인 생활을 하고, 술과 자극이 있는 음식은 피하는 것이다.

남성을 괴롭히는 전립선 이상의 증상은 바른 이해와 자신에게 맞는 맞춤형의 치료를 하는 것이 필요하다.

전립선질환의 원인과 해결

보험회사에 근무하는 29세의 L씨는 몇 달 전부터 가끔씩 소변을 볼 때 요도에서 통증을 느끼곤 했다. 평소에는 음경 끝에 소변이 남아 있는 듯한 잔뇨감이 있었으며 특히 피곤하면 소변에 힘이 없었다. 이와 때를 같이 해 발기력도 떨어지면서 가끔씩 발기가 유지되지 않는 현상도 나타나기 시작했다.

바로 이런 현상이 전립선의 이상으로 생기는 증상이다. 남성이 전립선에서 해방되어 건강한 생활을 하기 위해서는 전립선질환에 대한 정확한 이해가 필요하다.

우선 전립선질환에 대한 잘못된 인식 때문에 피해를 보는 경우가 많다. 1년 전 전립선염 진단을 받은 32세의 L씨는 한동안 클리닉을 찾지 않다가 오랜만에 방문했다. 그는 군대 시절 앓았던 성병 때문에 전립선염에 걸렸다고 생각하고 창피해 병원에 오는 것을 포기해 버렸다.

그는 전립선염이 여자에게 전염된다고 생각해 기형아가 태어날지 모른다는 걱정 때문에 결혼도 못하고 있었다. 그러다가 자위행위를 하고 난 후 고환 주위가 뻐근하게 빠질 듯이 아파서 다시 클리닉을 찾게 되었다. 상태가 악화될 대로 악화되고 나서야 내원하게 된 것. 전립선염을 성병으로 오해하는 경우가 많으나 전립선염은 성병이 아니다.

● ● ● 전립선염의 원인은 다양하다. 그 중 가장 많은 것은 소변이 밖으로 나오다가 거꾸로 전립선으로 다시 올라가는 것이며, 요도염의 후유증으로 전립선이 생기는 경우는 드물다. 그리고 전립선의 염증은 전립선에 갇혀 있기 때문에 성적 접촉에 의해 성 파트너에게 병균을 옮기지 않는다. 또한 전립선염으로 인한 기형아의 출산은 거의 없다고 보아도 무방하므로 안심해도 된다.

이와 같이 전립선질환에 대한 잘못된 인식으로 인해 피해를 보는 남성들이 많은데 정확한 지식을 알고 전립선을 극복해야 한다.

● ● ● 50대 초반의 건설회사 관리직원인 P씨는 얼마 전부터 소변이 약해지는 것을 느꼈지만 나이 탓이겠지 하고는 그냥 무심하게 지냈다. 그러던 어느 날 갑자기 소변이 자주 마렵기 시작했고 소변을 본 후 바지를 올리

면 소변이 몇 방울 흘러나와 팬티를 적셨다. 그 후 항상 새벽 3시경 한 번은 잠에서 깨어 소변을 보고 다시 잠드는 현상도 생겼다. 그러나 비뇨기과에 가기가 쑥스럽기도 해 차일피일 미루다 보니 몇 개월이 흘렀다.

때는 바야흐로 연말. 고등학교 동창생 송년회에서 기분 좋게 한잔을 걸치고 집으로 돌아온 P씨. 한참 동안 화장실에 들어가 소변을 보려고 아무리 애를 써도 아랫배만 터질 것같이 괴로울 뿐 소변은 한 방울도 나오지 않았다. 그제야 황급히 응급실을 찾은 후 전립선에 문제가 있어 소변이 막혔다는 진단을 받고는 수술을 하게 되었다.

P씨의 경우는 너무 늦게 병원을 찾아 힘들게 치료를 받았던 케이스다. 그러므로 전립선의 이상 징후가 있으면 빨리 전문가를 찾아 진단하고 치료하는 것이 필요하다. 전립선질환은 조기에 발견하면 간단하게 약물로 치료가 가능하기 때문이다.

●●● 전립선암 역시 빨리 발견함으로써 완치가 가능한 질환 중 하나이다. 잡화점을 하는 56세의 K씨는 장사가 힘들면 소변이 잘 나오지 않으면서 아랫배가 불편했다. 특히 피곤하면 소변에 힘이 없고 요도가 찌릿찌릿하게 아팠다. 그는 오줌소태의 원인을 알기 위해 클리닉을 찾아 검사를 했고 그 결과 전립선암 판정을 받았다. 클리닉을 일찍 방문함으로써 운 좋게 암을 초기에 발견할 수 있었다. 간단하면서도 효율적인 방법이 개발되어 전립선암을 조기에 발견할 수 있고 그 결과 전립선암에 의한 사망률이 현저히

감소되었다.

전립선질환은 비교적 약으로 치료가 잘되는 질환에 속한다.

유럽과 미국에서 5년간에 걸쳐 약 3000명을 대상으로 연구한 결과, 소변을 보지 못해 쩔쩔매는 경우를 약물로 약 80% 줄일 수 있었다. 요 근래 효과가 있는 약물이 개발되어 약을 복용함으로써 치료할 수 있으며 비대증의 경우 약 80%에서 약물요법으로 치료가 된다. 그만큼 좋은 세상이 된 것이다.

●●● 전립선질환을 예방하고 효율적으로 치료하기 위해서는 올바른 생활습관도 병원을 찾는 것만큼 중요하다. 우선 환자 스스로 건강을 꾸준히 관리하는 것이 중요하다. 혈액순환을 좋게 하기 위해 운동을 규칙적으로 해야 하며 소변은 오래 참지 않는 것이 좋다. 온수 목욕을 자주 하며 특히 반신욕이나 좌욕을 꾸준히 하는 것이 도움이 된다. 배뇨가 불편할 때는 감기약 등이 배뇨증상을 악화시킬 수 있으므로 약물 복용에 조심해야 한다. 그리고 술과 자극적인 음식은 피하는 게 좋다.

전립선을 건강하게 유지하기 위해 성교를 주기적으로 할 것을 권한다. 사정을 자주 해 전립선 내에 고여 있는 분비액을 씻어내는 것이 전립선의 기능을 유지시키는 데 유익하기 때문이다.

관심 끄는 수술,
올바른 이해가 따라야 한다

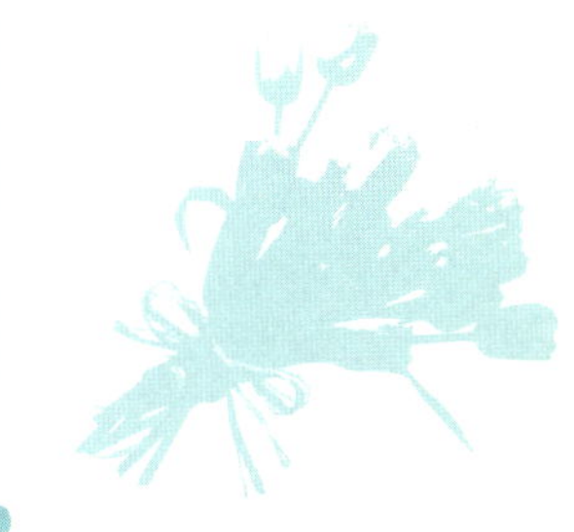

반드시 의사와 상담하라

의학의 발전과 함께 진가를 인정받아 점점 최고의 치료로 자리를 굳히는 치료방법도 있는 반면에, 사양길로 접어들어 거의 사용되지 않는 치료법도 있다. 한때는 획기적인 것으로 각광을 받았던 방법이 세월이 지나면서 효과가 없다는 것으로 밝혀지기 때문이다.

캐나다에서 개최되었던 세계성기능장애학회에서 다루어진 여러 분야 중에서 이러한 현상을 대표적으로 느낄 수 있던 것이 수술로 치료하는 방법이다.

1980년대부터 음경은 거대한 혈관의 일종으로 혈류의 역동에 의해 기능을 한다는 것이 밝혀졌다. 즉, 발기가 원활하게 되기 위해서는 혈류가 잘 유입되고 또한 밖으로 빠져나가지 않아야 한다.

정맥으로 혈류가 빠지면 발기가 오래 지속되지 않고 금방 이완된다는 것이 입증되었다. 그리하여 발기가 충분히 지속되지 않는 환자들의 치료로 정맥을 묶는 수술방법이 1980년대 말에 봇물 터지듯 쏟아져 나왔다.

그러나 근래에는 이러한 수술이 큰 도움이 되지 않는다는 결론을 얻게 되었다. 따라서 정맥수술은 사양길에 접어든 치료법으로 간주되고 있다. 그 결과 최근에 열린 세계학회에서는 이에 대한 보고가 한 편도 없었다. 이에 반해 점차 관심의 대상이 되는 수술이 있다. 논문 영상부문에 발표된 7편의 논문 중 3편을 차지하는 등 의사나 환자에게 관심을 끄는 분야로 부상하는 수술은 바로 음경성형술이다.

●●● 관심을 끄는 수술인 만큼 수술 결과에 만족하기 위해서는 수술에 대한 정확한 이해가 필요하다.

첫째, 음경성형술은 남성의 기능을 좋게 만드는 수술이 아니기 때문에 수술을 통해 변강쇠가 될 수 있다는 환상을 버려야 한다. 외모를 개선하는 수술로서 여성들이 가슴을 크게 확대 수술함으로써 성적으로 보다 더 매력적으로 보이는 것과 비슷하다고 할 수 있다. 음경이 커지면 성행위를 하고 싶은 생각이 들어 잠자리에서 배우자를 자주 괴롭히면서 성기능에 자신을 가지는 효과를 보기도 한다.

둘째, 성형술을 하고 나면 누구나 기대한 만큼 만족하는 것은 아니라는 점을 염두해 두고 수술을 결정해야 한다. 수술 전에 음경의 크기가 큰 사람은 수술에 대한 만족도가 떨어지며, 이와 대조적으로 음경이 빈약한 사람에게서 상대적으로 만족도가 크다.

음경성형술은 외모를 보기 좋게 만드는 민감한 수술이다. 그러므로 반드시 생식기를 전문으로 하는 의사에게 수술을 받도록 해야 한다.

전문가가 권하는 최신 치료요법, 과감히 수용해야

50대 중반의 H씨는 클리닉 방문을 3년 동안이나 망설이다가 자신의 문제가 점점 심각해지자 어렵사리 클리닉을 찾았다. 여러 가지 검사 끝에 H씨는 세간을 떠들썩하게 했던 먹는 발기부전 치료제인 실데나필을 사용하면 상당한 도움을 받을 수 있는 환자로 판단되었다. 또한 약물을 복용하더라도 전혀 위험성이 없다는 결론이 났다. 그러나 그는 이 약을 마치 부작용이 많은 독약인 것처럼 인식하고 있었기에, 결국은 이를 거부하고 자신의 문제 해결을 또다시 미루고 말았다.

●●● 치료법을 선택하는 원칙은 환자에게 부담이 적으며 가장 효율적인 방법을 우선으로 적용하는 것이다. 1999년에 개최된 세계보건기구 주관의 세계성기능장애자문회의에서도 동일한 원칙을 적용하고 있다.

다양한 성기능장애 치료법 중에서 가장 우선적으로 복용하는 약제를 권유하는 것을 임상 지침으로 삼고 있다. 복용하는 약제가 저렴하고 효과적이며 환자가 간편하게 사용할 수 있기 때문이다. 다르게 표현하면, 복용 약제의 사용이 치료법으로 그만큼 적용할 가치가 높다는 것이다. 다행히 부작용이 없으며 효과가 좋은 약제가 1999년에 개발되어 약물요법의 획기적인 선을 그었다.

그러나 합병증의 유발 가능성으로 복용하는 약물요법을 사용하지 못하는 경우, 약물에 효과가 없는 경우, 그리고 복용을 꺼려하는 경우에는 다음 단계의 치료방법을 적용한다. 이 단계는 보다 복잡해서 환자가 불편해진다. 기구를 이용하거나 음경 내로 혈관확장제를 직접 주사하는 방법 등이 사용된다.

이렇듯 제일 효율적으로 사용할 수 있는 경구용 약제가 심각한 부작용을 야기할 수 있는 위험한 약으로 잘못 인식되고 있는 것이 현실이다. 또한 환자 자신이 약에 대한 불신임으로 복용 자체를 무조건 꺼리기도 한다. 그 결과 효율적이며 간편한 치료법인 약물 복용에 상당한 혜택을 볼 수 있는 환자도 이를 멀리해 치료가 잘되지 않는 경우가 많다.

아무리 좋고 알맞은 치료법이라고 해도 이를 왜곡하면 그만큼 치료의 효과를 보지 못한다. 그러므로 전문가의 안내를 따라 알맞은 치료법을 과감히 수용하는 자세가 필요하다. 그리고 치료법에 대한 정확한 안내는 반드시 성기능장애를 전문으로 하는 의사에게 받아야 한다.

고개 숙인 남자와 한약 값

환자를 치료하는 의사의 궁극적인 목표는 환자가 겪는 어려움을 해결하는 것이다. 이에 접근하는 데는 여러 가지 학문이 있을 수 있다. 이러한 학문들은 각기 나름대로 장점을 갖고 있기 때문에 어떤 방법이라도 환자에게 도움이 된다면 적절하게 적용하는 게 좋다.

외국과 달리 우리나라에서 흔히 접할 수 있는 의료 기술은 구한말 개화기 때 서양 문물의 도입과 함께 우리에게 소개된 서양의학과 조선시대부터 이어온 한의학을 들 수 있다. 이 두 학문은 서로 이해하지 못할 정도로 많이 다르지만, 환자의 질환을 치료하기 위해 양쪽의 치료방법이 총체적으로 환자에게 적용돼야 할 것이다.

●●●● 가게를 경영하는 48세의 B씨. 성클리닉을 찾은 그도 역시 고개 숙인 남자였다.

"선생님, 갑자기 그게 서질 않습니다. 아내의 불만은 점점 더 심해져 가고요…. 돈도 벌 만큼 벌었고 쓸 만큼은 있으니 명품으로 아내를 달래려고 해봤지만 냉기류를 바꿀 수는 없었습니다."

B씨는 1년 전만 해도 성기능이 워낙 왕성해서 매일 부부관계를 즐기곤 했다. 그러나 어느 날 갑자기 성교를 하려고 해도 발기가 되지 않았다.

그는 성클리닉이라는 간판을 붙인 비뇨기과 의원을 찾아가 자가 주사치료를 권유받았다. 그러나 방문을 했던 클리닉이 신통치 않은 기분이 들고

썩 마음이 내키지 않아 필자의 클리닉을 찾게 된 것. 첫 단계 치료로 약물 복용을 시작했으나 안타깝게도 심한 두통이 생겨 복용을 중단했다.

"다른 약제로 바꾸든지 아예 딴 방법의 치료를 생각해 봤으면 합니다. 치료비가 비싼 게 흠이지만, 상태가 심하지 않은 것 같으니 한약은 어떨까요?"

성기능장애로 클리닉을 찾아오는 환자 중에는 한방 치료로 효과를 보기도 하기 때문에 경우에 따라 환자에게 한방요법을 권하기도 한다.

"돈은 문제가 아닙니다. 한약이라면 저도 마음이 편합니다만, 제 상태가 한방 치료로 과연 좋아질 수 있을까요?" 그는 관심이 있는 듯이 물었다.

"경우에 따라 한방요법이 분명히 치료 효과가 있습니다. 어떤 약을 어떻게 쓰느냐는 갱년기를 전문으로 하는 한의학 교수님과 상의하십시오."

B씨는 한약을 복용한 후 아랫도리에 왠지 힘이 생기는 듯한 기분이 들면서 아침에 발기가 잘됐고, 그 후 약을 4개월 동안 계속 복용해 발기가 정상으로 돌아올 수 있었다.

한약의 좋은 점은 인체를 작은 우주로 생각하고 몸의 전체적인 균형을 보다 조화롭게 해 치료하기 때문에 전반적으로 건강이 증진된다. 그리고 장기간 복용하더라도 뚜렷한 부작용이 없는 게 장점이다. 한방에서 성기능을 위해 흔히 사용하는 약재로는 인삼, 녹용, 육종용, 쇄양, 음양곽, 파극, 보골지, 두충, 숙지황, 구기자, 하수오 등이 있다.

한방의 여러 가지 이론 중에서 개인의 체질에 따라 약을 다르게 사용하는 방법이 많이 쓰이고 있다. 한의학의 음양이론에 따라 간단히 표현하면, 얼굴에 붉은 기운이 돌고 맥이 힘찬 사람은 양(陽)이 과한 쪽으로 분류돼 보음(補陰)을 하는 숙지황, 구기자, 하수오 등을 사용한다. 이와는 반대로 얼굴이 희고 차가운 기운이 돌며 맥이 약한 음(陰) 쪽의 경향이 많고 양(陽)이 부족한 사람에게는 보양(補陽)을 하는 인삼, 녹용, 음양곽, 보골지 등을 사용할 수 있다.

그러나 좋은 것도 항상 좋은 게 아니라 단점이 있는 법. 한약에 의한 치료는 만병통치약처럼 모든 환자에서 효과가 있는 게 아니며, 장기간 복용해야 효과가 나타나는 경우가 많다. 따라서 약값이 비싸서 경제적으로 부담이 되는 경우가 대부분이다. 그리고 약재에 대해 그 결과를 예측하기가 쉽지 않다.

왜냐하면 한약 재료인 약초의 재배환경에 따라 약효가 다르며, 한약재를 쓸 때 대개 한 가지가 아닌 복합처방을 하므로 처방하는 한의사와 환자 개인에 따라 치료 효과가 천태만상으로 다르기 때문이다.

●●● 성기능 치료에 있어 한방 치료는 환자의 행복을 위해 필요한 영역이라고 할 수 있다. 성기능장애로 인해 이혼의 문전에 있는 급한 경우가 아니면서 경제적 여유가 있는 경우에 특히 고려될 수 있는 치료법이며, 보신 목적으로 사용되기도 한다. 그리고 환자 개인에 따라 사용하는 약의 종류와 약효가 모두 다르기 때문에 반드시 갱년기와 성기능을 전문으로 하는 한의사에게 처방을 받아야 한다.

PART 4

여성을 알아야 남성이 산다

바야흐로 여성의 시대. 성생활에서도 여성의 만족이 중요한 변수로

등장하게 되었다. 여성은 과연 언제 성관계를 하면 만족도가 높은지, 또 어떤 자세를 가장

좋아하는지를 아는 것이 원만한 성생활을 유지하는 데 필요한 시대가 되었다.

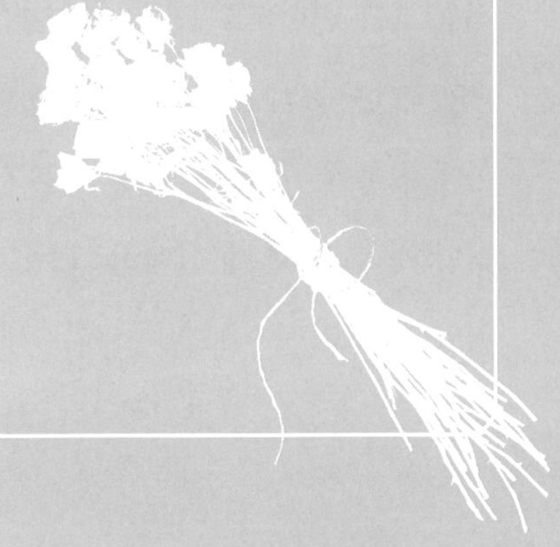

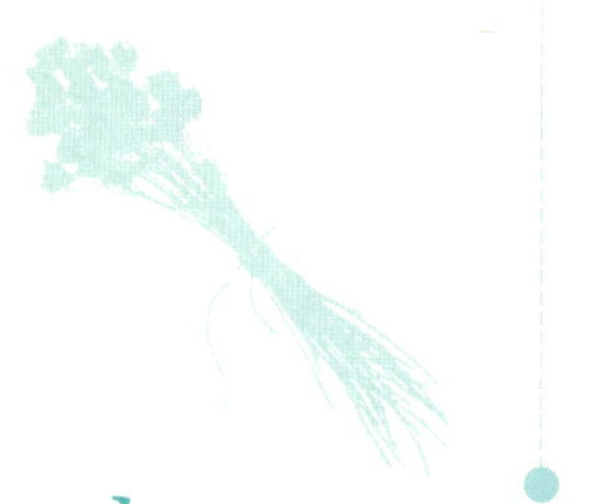

남자들이 모르는 여자 이야기

색깔과 경험은 관계가 있을까

보통 처녀들은 생식기와 유두 색깔이 선분홍빛이다. 성경험이 많을수록 점점 검게 변한다고 생각하며 마음고생을 하는 사람이 많다.

30대 중반의 M씨는 이혼한 상태. 이혼 사유는 아내의 부정 때문이었다. 아내가 둘째 아이를 임신할 때까지 결혼 전의 애인을 만나왔다는 사실이 드러난 것. 첫 결혼에 실패한 그는 미혼 여성을 만나 새로운 출발을 고려하고 있었다. 그러던 어느 날 M씨는 새 애인과 잠자리를 하고 고민에 빠지게 되었다. 그 여성의 젖꼭지가 유난히 검은 것이 마음에 걸렸고 결혼 상대자의 과거가 의심스러워지기 시작했다.

M씨는 첫 결혼의 실패가 반복되지 않을까 두려웠다. 남자만 그런 게 아니다. 여성의 경우도 마찬가지다. 실제로 클리닉에서 성상담을 하다 보면 생식기와 유두의 색깔이 검어서 결혼을 앞두고 은근히 고민을 하는 여성이 의외로 많다는 것을 알 수 있다. 때문에 유두색을 바꾸는 획기적인 방법을 소개하면서 고민에 빠진 여성을 유혹하는 피부관리실도 있는 것이 현실이다.

● ● ● 여성의 성기 색깔이 검으면 섹스를 많이 한 것이라는 통념이 있다. 그러나 '성기의 색깔과 성교의 횟수는 전혀 상관이 없다'는 것이 과학적으로 증명되었다. 얼굴 생김새가 다른 것처럼 생식기와 유두의 색깔도 개인에 따라 천태만상이다.

유두의 크기나 색깔은 호르몬의 영향을 받는다. 여성호르몬인 에스트로겐은 여성의 생식기와 유방을 만들고 발달시킨다. 또한 유두의 크기를 크게 만들고 빛깔을 진하게 변화시킨다. 피부에 있는 멜라닌 색소도 색깔을 진하게 하는 데 한몫을 한다. 특히 생식기의 색깔은 성기에 있는 멜라닌 색소 때문이다.

또한 성기의 빛이 검게 변하는 것은 나이에 따른 자연스러운 현상이기도 하다. 원래 남자나 여자의 성기는 어렸을 적에는 밝은 핑크색을 띠지만 성장해 가면서 멜라닌 색소가 성기에 착색되어 점점 검은색으로 변해 간다. 성장을 하면서 밟는 과정이라고 할 수 있다. 이러한 과정에서 사람에 따라 색소침착이 과대하게 될 수도 있다. 이에 호르몬의 효과도 가세되어 진한 빛을 띠게 된다.

호르몬의 작용과 멜라닌 색소의 밀도는 개인 편차가 심하다. 생식기의 색은 호르몬 환경과 멜라닌 색소의 여부에 달려 있기 때문이다. 호르몬에 민감하게 영향을 받는 경우와 멜라닌 색소가 많은 여성의 경우에는 다른 사람보다 생식기의 색깔이 진하며 유두도 크고 색이 진하다. 이는 마치 눈썹과 피부색이 개인마다 천차만별인 것과 마찬가지다. 그러므로 성경험이 없는 여성이라도 유두와 생식기의 색깔이 원초적으로 검을 수 있다. 또한 성관계가 아닌 외부의 자극에 의해서 검게 변할 수도 있다. 브래지어나 옷에 의한 자극으로 검게 변하는 경우도 있다.

●●● M씨처럼 생식기와 유두의 색으로 여자의 과거를 의심하는 것도 어리석은 일이지만, 남자들의 이런 잘못된 시선을 의식해 유두의 색을 바꾸려고 클리닉을 찾는 여성은 얼마나 어리석은 일인가.

음경, 크면 무조건 좋을까?

남성은 여성에 대해 모르는 게 너무나 많다. 특히 남녀가 함께 하는 섹스에 관해서는 더욱 그렇다. 남성의 생식기가 들어가서 노니는 여성의 질은 어떻게 만들어져 있을까?

질은 외부 성기와 자궁을 연결하고 있는 대롱같이 생긴 기관이다. 질은 외부 생식기부터 자궁 쪽으로 올라가면서 엉덩이 쪽인 뒤에 위치한다. 자궁 근처에서는 컵 모양으로 넓어져서 자궁으로 연결되며 길이는 9~10㎝ 정도 된다. 평소에는 질 안쪽이 닫혀져 있는 상태이며, 성기가 들어오면 공간이 넓어지면서 성기를 부드럽게 감싼다.

질은 근육과 점막으로 만들어져 있다. 점막은 적홍색을 띠며 부드러운 표면을 이루고, 근육은 질의 강한 탄력을 만든다. 여성이 성적으로 흥분하게 되면 질에는 애액(愛液)이라 불리는 분비액이 증가한다. 그래서 질은 촉촉이 적셔져 남성의 성기가 부드럽게 진입하도록 한다. 질에는 분비선이 없지만 액체가 많이 나오는 것은 인체의 신비라고 할 수 있다. 또한 질은 성감대의 하나로서 대부분의 여성이 질의 자극을 통해 클라이맥스를 느끼게 된다.

●●● 음경은 어떤 조건을 갖추어야 여성의 질을 만족시킬 수 있을까? 남성의 성기는 항상 우람하고 큰 것이 좋을까? 질의 특징을 고려하면 음경의 크기와 굵기는 그리 중요하지 않다. 질은 탄력이 풍부한 조직으로 만들어져 음경의 크기에 관계없이 모두 잘 받아들일 수 있기 때문이다. 길이도 마찬가지다. 음경의 크기가 6㎝ 정도만 되면 여성의 성감대를 충분히 자극할 수 있기 때문에 작아도 큰 문제가 되지 않는다.

그러나 남성들의 일부분은 자신의 음경에 대해 열등감을 가지고 있으며, 아주 심각하게 느끼는 경우를 종종 보게 된다. 남성들은 음경의 생김새 역시 자신에 대한 인상과 평가에 중요한 역할을 한다고 생각하기 때문이다.

30대 후반의 보험회사 영업사원 L씨는 결혼 전 애인으로부터 물건의 크기가 작다고 놀림을 당한 뒤 성기 콤플렉스를 가지게 되었다. 자신의 음경 크기에 대해 늘 불만이었고, 그 때문에 정력도 약하다고 생각하기에 이르렀다. 결국 그는 음경 확대수술만이 해결책이라 생각하고는 클리닉을 찾았다.

하지만 여성의 질은 남성의 음경을 적절하게 받아들일 수 있도록 만들어져 있다. 크기가 조금 작아도 여성을 만족시키는 데는 전혀 문제가 없다는 뜻이다. 성기의 삽입과 왕복운동보다 더 중요한 것은 충분한 전희와 대화를 통한 마음의 교감이다. 또한 운동을 통해 자신감을 갖는 것도 콤플렉스 극복에 도움을 준다.

속궁합으로 인한 애환

부부를 단순히 외모로 평할 때가 있다. 남편은 남자답게 잘생기고 아내는 미모에다 늘씬하면 '잘 만나서 어울리는 부부구나' 라고 생각한다. 여자가 미스코리아를 능가할 정도이나 남자는 보기가 흉할 때는 '그 친구 제법 능력 있구먼'. 그리고 반대로 남자는 잘생겼지만 여자가 엉망인 경우는 '제 눈에 안경이야' 라고 얘기한다. 누가 봐도 못생긴 부부가 서로를 제 몸으로 생각하면서 사랑하는 모습을 보면 '저 친구들, 천생연분이야!' 라고 한다. 남이 만나서 한 몸으로 살아가는 부부들은 외모와 마찬가지로 속궁합도 결혼생활에 중요하다. 속궁합에도 천생연분이 있다.

●●● 주유소를 경영하는 52세의 P씨는 부부생활이 두려운 듯 피곤하게 말을 시작했다.

"어떻게 된 건지 부부생활이 부담스럽고 점점 자신이 없어집니다."

P씨는 아내와 사별을 한 뒤 이제야 경제적으로 자리를 잡아 10년 만에 다시 결혼을 하게 됐다. 재혼 전에는 살기 바쁘고 섹스에 대한 욕망도 별로 없어 거의 성행위를 포기하고 지냈다. 16세 연하의 여성과 새 생활을 꾸미고 나니 모든 게 축복처럼 여겨졌다.

그러나 한 가지 부담스러운 것은 부부관계였다. 그는 친구들과 함께 섹스에 대해 얘기할 때면 자신의 능력이 '변강쇠' 정도로 세지는 않아도 그런 대로 임무는 수행하는 편이라고 생각됐지만, 아내와의 관계에선 아무리 노력해도 그녀의 요구를 만족시킬 수 없었다. 아내는 성의 유희를 밝히는 편이어서 한 차례의 극치감으로 만족을 하지 못한 채 성행위를 계속 원했다.

하지만 P씨 입장에선 도저히 능력 밖의 일이었고, 아내의 한탄 속에 성교를 끝내는 일이 잦았다. '시간이 지나면 괜찮지 않을까' 하고 위안을 했지만, 아내의 불만은 계속돼 신혼의 달콤함은 사라지고 그는 점점 더 섹스에 자신감을 잃어 갔다.

검사 결과 P씨는 아주 정상이었다. 삽입 후 사정까지의 성교시간도 보통 수준인데다 발기 상태도 극히 양호했다. 클리닉에 올 필요가 없는 환자가 속궁합을 맞추기 위해 어려운 걸음을 했다고 할까.

약물 복용 요법을 권했지만, 좀더 확실하고 빠르게 아내를 만족시킬 수 있는 방법을 원했다. 결국 P씨는 자가 주사요법을 시작해 한 달에 한 번씩 클리닉을 찾아 아내와의 속궁합을 맞춰 나가고 있다.

●●● 회계법인에 근무하는 45세의 A씨 역시 평범한 남성이었지만 부부관계 때 질적으로 아내를 만족시키지 못해 병원을 찾았다. 그의 아내는 성교를 하지 않으면 양쪽 다리가 아파 오는 증상(통증은 허리, 아랫배로 옮겨 다니는 특징을 보였다)이 있었다. 희한하게도 이런 불편함은 성교를 하고 나서 어느 정도 만족을 하면 사라지는 것이었다. 그러나 A씨는 아무리 노력해도 2분 이상을 끌지 못해 아내를 만족시키지 못했고, 아침마다 아프다고 하는 아내의 하소연이 여간 스트레스가 아니었다.

아내 쪽에서 무리하게 성생활을 요구하는 경우가 아니더라도, 아내가 성관계를 너무 터무니없이 거부해도 상호 기능이 떨어지고 원활한 관계가 되지 못한다.

●●● 부부의 성생활은 아내와 남편 두 사람이 엮어 가는 작품이다. 이렇듯 중요하고 심각한 속궁합이 맞지 않는 비극이 오리라고는 생각지 못한 채 서로를 의지하며 결혼하게 된다. 먼저 속궁합을 맞춰 본 후 결혼할 수도 없고, 또한 속궁합이 맞지 않는다고 결혼생활을 쉽사리 정리하고 각자의 길을 갈 수도 없다. 그러므로 부부는 서로를 위해 한걸음 양보하는 자세가 필요하다.

그러나 이런 노력이 실제로 그리 쉬운 일은 아니다. 하지만 부부 서로가 나누기 어려운 얘기를 성클리닉 전문가를 통해 실마리를 풀다 보면 보다 쉽게 화합을 이루는 경우가 많다. 원만한 부부생활을 위해 서로에게 맞춰 나가는 노력은 언제 보아도 아름답다.

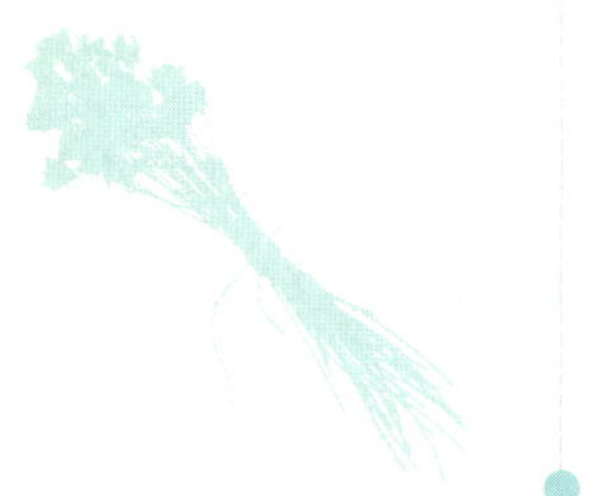

여성을 알아야 밤이 즐겁다

여성의 성욕과 체위

30대 중반의 회사원인 K씨는 자신이 생각하기에도 섹스가 시원치 않다고 느낀다. 이에 반해 아내는 비교적 섹스를 즐기는 편이었다. 한 달에 한두 번 부부관계를 하는 정도였지만 의외로 K씨의 아내는 성생활에 불만이 없었다. 그것은 K씨의 노하우 덕분이었다. 그는 아내의 성욕을 적시에 그리고 적절하게 풀어주는 요령을 알고 있기 때문이다.

오래전부터 한국인의 성생활은 남성 위주로 형성되어 왔다. 바야흐로 시대는 변해 여성의 시대. 성생활에서도 여성의 만족이 중요한 변수로 등장하게 되었다. 여성은 과연 언제 성관계를 하면 만족도가 높은지, 또 어떤 자세를 가장 좋아하는지를 아는 것이 원만한 성생활을 유지하는 데 필요한 시대가 되었다.

여성에게 성욕과 성적 만족도는 밀접한 관계가 있다. 여성이 성욕을 느낄 때 성교를 하면 질 근육이 수축하면서 오르가슴을 보다 쉽게 느끼게 된다. 또 성기가 민감해지고 자궁이 팽창됨과 동시에 유두가 커지고 딱딱해진다. 따라서 여성의 성욕이 최고조에 달하는 시기에 섹스를 하면 당연히 여성은 만족스러운 섹스를 경험하게 된다. 그러므로 파트너의 성욕 주기를 알고 이에 따라 성생활을 맞추는 것이 상대를 만족시킬 수 있는 하나의 방법이다.

● ● ● 여자의 성욕에 영향을 주는 요인이라면 월경을 꼽을 수 있다. 여성은 월경이 끝난 직후부터 호르몬의 영향을 받아서 성욕이 증가하기 시작해 배란기에 섹스를 하고 싶은 욕구가 강해진다. 또는 생리를 시작한 3, 4일째에 극도의 성욕을 느끼는 경우도 있으며 생리 후에도 성욕이 높아질 수 있다.

이렇듯 개인마다 차이가 있어 성욕이 최고조로 달하는 시기가 언제라고 일률적으로 말할 수는 없다. 그러므로 여성이 언제 가장 섹스를 원하는지 알기 위해서는 성 파트너의 성욕 주기를 자세히 관찰할 필요가 있다.

섹스 체위 역시 여성의 만족에 적지 않은 영향을 끼친다. 대부분의 부부가 남성은 위에서, 여성은 아래에서 하는 방식을 취해 왔다. 인간의 성감대가 대부분 몸의 앞쪽에 있고, 여성의 성기 각도가 앞쪽으로 기울어져 있는 생식기 구조로 인해 마주보는 자세, 즉 정상위가 가장 자연스러운 체위이기 때문이다. 그러나 여성마다 성적 쾌감을 강렬하게 느끼는 성감대가 다르기 때문에 딱 꼬집어서 어느 한 체위가 바람직하다고 말할 수는 없다.

어떤 체위가 파트너에게 가장 쾌감을 줄 수 있는지를 알기 위해서는 다양한 체위를 경험해야 한다. 그리고 가장 마음에 드는 체위를 선택해 성생활에 적용하면 성적 만족도를 높일 수 있다.

성생활은 부부가 함께 영위하는 것이다. 그러기에 기본적으로 상대방이 좋아하고 원하는 것이 무엇인가를 알아야 원만한 성생활을 영위할 수 있다. 여성은 사랑의 횟수보다는 질적으로 훌륭한 섹스를 더 원한다. 또한 정신적인 믿음과 사랑 그리고 심리적인 안정감을 무엇보다도 중요하게 생각한다. 따라서 '사랑한다'는 말 한마디와 싫어하는 점을 피해 주는 작은 배려에 파트너는 더 만족한다.

여성의 오르가슴

40대 초반의 평범한 가장인 M씨는 최근 연구보고서를 다룬 기사를 읽고 난 뒤 궁금증이 생겼다. 기사에 따르면, 만족한 성생활을 즐기는 기혼 여성은 15%에 지나지 않으며, 75%는 성생활에서 오르가슴을 전혀 또는 거의 느끼지 못한다고 했다. M씨는 과연 아내가 자신과의 성생활에 만족하고 있는지 궁금했으나 차마 직접 물어볼 수는 없었다. 혹 만족하지 못한다는 대답이 나오면 자신의 입장이 난처해질 것 같았기 때문이다. 결국은 직접 육안으로 확인하는 수밖에 없었다.

●●● 여성이 오르가슴을 느끼는지 남자들은 어떻게 알 수 있을까? 성적 자극으로 흥분이 고조되면 생식기와 주변 조직이 충혈되고 혈액으로 가득 찬다. 이어서 흥분이 한꺼번에 풀리게 되는데 이러한 현상을 오르가슴이라고 하며 성적 쾌감의 정점에 해당된다.

남성의 경우는 성적 자극이 고조되면 정액이 사정관에 모이게 된다. 이로 인해 참을 수 없는 사정감을 느끼게 되며 음경과 골반의 괄약근이 힘차게 수축되고 그 힘으로 사정이 이뤄진다. 이와 동시에 오르가슴의 격렬한 쾌감을 느끼게 된다. 음경의 수축은 약 0.8초 간격으로 시작되며 3~4회의 강한 수축이 있은 후 약한 수축으로 나머지 사정액을 내보낸다. 남성에게 오르가슴과 사정은 각기 다른 과정을 거치지만 동시에 일어나는 경우가 대부분이다.

여성은 오르가슴에 도달하면 대개 몸이 갑자기 뜨거워지거나 호흡이 불규칙해진다. 이어서 마치 주먹을 쥐었다 폈다 하는 것처럼 질 바깥쪽으로 3분의 1 정도 규칙적으로 수축을 한다. 그 간격은 0.8초 정도로 3~5회 일어나며 이어서 수축 간격이 길어지면서 10~15회까지 일어날 수 있다. 여성은 오르가슴의 느낌을 피가 거꾸로 쏟는 느낌이라든지, 구름 위를 붕 떠오르는 기분이라든지, 표현하기 힘든 강한 쾌감이 전신을 덮친다고 표현한다.

이처럼 여성의 오르가슴은 심오하고 강렬한 현상이기에 육체적으로 감지할 수 있는 변화로 나타난다. 여자가 오르가슴을 느낄 때의 반응은 사람마다 다르지만 대부분 몸에 힘이 들어가면서 경련이 따른다. 그리고 활처럼 휘어지기도 한다. 감정을 억제하지 못해 신음 소리를 내기도 하며 숨이 가빠지고 근육이 긴장되기도 한다. 갑자기 힘 있게 남자를 포옹하면서 아랫부분을 들기도 하고 강하게 움직이기도 한다. 섹스 중에 파트너의 반응이 갑자기 변하면서 강렬한 경련을 보이면 오르가슴에 도달했다고 판단할 수 있다.

성관계를 할 때 여성의 몸에 힘이 들어간다든지 소리를 지르는 것이 가식이 많다는 통계도 있다. 일부 여성이 남자의 흥을 돕기 위해 일부러 몸에 힘을 넣거나 소리를 내기 때문이다. 어쨌든 파트너가 좋아서 소리치는 것은 바람직한 현상이다. 파트너가 참을 수 없어 소리를 지르거나 몸이 활처럼 굽어지는 반응을 보이면 그런대로 만족스러운 성생활을 영위한다고 판단해도 좋다.

여성도 성기능 장애를 앓는다

여성의 몸과 마음은 정직하다

여성 성기능장애는 음경의 발기라는 가시적인 능력을 보여야 하는 남성과는 달리 성교 자체가 가능하기 때문에 당장 섹스에 문제가 되지 않는다. 그러나 섹스는 여성과 남성이 같이 만들어 나가는 작품이기에 여성의 성기능장애는 남성 못지않게 중요하다.

그동안 여성의 성기능장애는 대부분의 원인이 심리적인 것이라고 생각해 주로 심리치료가 이뤄졌다. 최근에는 여성의 성기능장애 역시 신체의 이상에서 비롯된 기질적 원인에 의한 것으로 밝혀져 많은 발전을 하게 되었다.

먼저 여성의 성적 반응은 어떻게 이뤄지는지 알아보자. 여성이 성적 자극을 받으면 생식기를 포함한 신체의 모든 부분에서 많은 변화가 일어난다. 여성의 성반응은 첫 단계가 흥분기이며 이어서 고원기, 극감기 그리고 해소기의 네 단계로 나눠진다.

1. 흥분기

흥분기는 여성이 성적 자극을 받고 남성의 성기를 받아들여서 남성과 하나가 되기 위한 정신적 · 신체적 준비 단계이다. 이 단계의 첫 현상으로 질을 부드럽게 하는 작업이 여성의 몸에서 일어난다. 성적 흥분이 되기 시작하면 10초에서 30초 사이에 질벽 주름에서 분비액이 나오기 시작한다. 이는 점액 같은 액체로서 평소에 나오는 질 분비물과는 다른 것이다.

계속 흥분이 되면 이 분비액들은 질 전체를 부드러운 표면으로 만들어 남자의 성기가 잘 삽입되게 한다. 흥분이 계속되면 질의 자궁 경부 쪽의 3분의 2는 길이가 길어지고 풍선처럼 부풀게 된다. 방광을 앞으로 감싸고 있던 자궁은 크기가 늘어나면서 배 쪽으로 올라간다. 질 입구 쪽의 3분의 1 부분이 부풀어 오르면서 편평해지고 좁아져서 사정된 정자가 질 밖으로 흘러내리는 것을 방지하게 된다.

2. 고원기

성적 자극이 계속되어 흥분이 고조되면 흥분기 때의 변화는 더욱더 뚜렷해지며 질의 분비물은 점점 더 양이 많아진다. 전신적인 현상으로 호흡이 빨라지며 근육이 긴장하게 된다. 이런 현상에서 자극이 심해지면 극감기로 이어진다. 음핵의 자극뿐만 아니라 유방, 질 등의 여러 가지 자극이 오르가슴에 도달하기 위해 필요하다. 극감기 직전의 질은 최대한으로 확장이 되고 질 벽은 얇아진다.

3. 극감기

흥분기와 고원기 때에 받았던 성적 자극과 이에 따른 신체의 변화가 갑자기 풀어지는 현상을 극감기(오르가슴)라고 한다. 극감기는 세 단계에 걸쳐 이어지는데, 첫 단계는 음핵 근처의 강한 자극이며, 두 번째는 모든 감각이 몽롱해지며, 마지막으로 아랫배에 강한 느낌이 오는 것이다.

성적 자극에 의한 극감은 음핵에서 느끼며 전신으로 퍼져 간다. 질의 바깥 3분의 1이 약 0.8초 간격으로 3~7회, 최대한으로는 10~15회 정도로 강하게 수축되면서 특이한 쾌감을 느끼게 된다. 처음 수축이 3~7회 일어난 뒤 그 다음 수축은 간격이 길어진다. 극감기 때의 수축 정도는 여성마다 다르며 극감기 때의 쾌감도 서로 상이하게 느낀다. 자궁 경부가 약간 열려 남성을 받아들이기 좋게 하며 요도도 열려 이때 배뇨하는 여성도 있다. 전신적인 현상으로 호흡과 맥박이 빨라지고 혈압도 올라간다. 유방이 커지며 유두도 올라오고 땀이 나는 현상을 보일 수 있다.

4. 해소기

성적 반응이 완전히 풀려 정상 상태로 돌아오는 단계이다. 질과 자궁 그리고 전신적인 성반응이 성적 자극을 받지 않았던 상태로 돌아온다. 질은 약 10~15분 경과되면 주름이 다시 잡히며 색깔도 원래의 분홍빛으로 돌아온다. 이때 다시 성적 자극이 시작되면 여성은 쉽게 극감기를 다시 느낄 수 있다.

여성의 성기능장애 원인

여성도 몸의 어떤 부분에 이상이 있으면 성기능장애가 생기게 된다. 미국 여성성기능장애학회에서는 여성 성기능장애를 성욕장애, 성적흥분장애, 오르가슴장애, 성적통증장애(성교통, 질경련)로 나누었다. 외국의 통계이기는 하지만 이중에서 성적흥분 장애가 가장 많았고 그 다음이 오르가슴장애 순이었다.

일반적으로 여성 성기능장애는 여성의 30~50%를 차지할 정도로 빈도가 높으나 표출되지 않은 만성적인 질환으로 인정되고 있다. 미국에서 시행한 조사에 따르면, 약 43%의 여성이 성기능장애를 호소한 반면 남성은 31%에서 이상 소견을 보여 여성의 성기능장애가 남성보다 1.5배 정도 많은 것으로 나타났다.

국내의 경우 문화적 배경을 고려하면 여성 성기능장애 빈도가 미국보다 훨씬 높을 것이라 예상된다. 그러나 대부분의 여성들이 자신들의 문제를 쉬쉬하고 있어 정확한 실정 파악과 치료의 수립이 어려운 현실이다.

최근 연구 결과에 따르면, 여성의 성기능장애 역시 신체의 이상에서 비롯된 기질적 원인에 의한 것으로 밝혀졌다. 성적 반응에 매우 중요한 혈액순환을 방해하는 고혈압, 동맥경화, 심장질환, 고지혈증, 당뇨병 등이 있으면 질이나 외음부로 혈액 공급이 원활하지 못해 성적 흥분이 잘되지 않는다. 그 때문에 음핵 혹은 질의 성적 쾌감이 저하되며 질의 분비물이 감소되고 성교통 등이 올 수 있다. 자궁절제술 등의 골반 수술이나 골반 손상, 척수 손상 등 신경계에 이상이 있는 경우에도 여성 성기능장애가 올 수 있다.

●●● 암 수술 후에 시행하는 골반 방사선 치료는 대부분 다양한 성기능장애를 유발한다. 방사선 치료를 하지 않아도 병을 앓고 난 후 성기능장애가 오는 경우도 흔하다. 유방암 수술이나 디스크 등을 앓고 난 후 성욕이 저하되고 성반응이 일어나지 않는 성기능장애가 흔히 올 수 있다. 이는 여성으로서 남편과 가족에 대한 심리적인 부담으로 인한 경우가 많다.

복용하는 약물에 의해 성기능장애가 발생하는 경우도 흔하다. 우울증 치료제가 대표적인 것으로 성욕 감소, 질 분비물 감소, 성교통, 극치감 장애 등을 유발한다. 고혈압 치료제, 위궤양 치료제, 먹는 피임약들도 성적 흥분을 억제하거나 성욕을 감소시킨다. 이러한 약제는 모든 여성에게 성기능장애를 일으키진 않지만, 약제를 복용을 할 때는 항상 전문가와 상의하는 것이 좋다. 생식기의 질환도 성기능장애를 유발한다. 질, 자궁, 골반, 방광 등에 염증이 있으면 성교통이 유발되거나 성욕을 감소시킨다.

●●● 폐경은 여성이 성을 멀리하는 가장 흔한 이유이다. 폐경이 되면 여성호르몬과 남성호르몬을 비롯해 모든 호르몬이 인체에서 감소한다. 그리고 우울증에 빠지거나 짜증이 나는 등 여러 가지 폐경 증상에 시달린다. 성욕이 떨어지며 질 분비물이 감소되는 현상도 경험한다. 특히 폐경 여성의 성욕 저하는 남성호르몬의 감소 때문에 나타난다. 남성호르몬이 여성에게도 성욕을 조절하고 성적 반응을 유지하는 데 필수적인 물질이기 때문이다. 여성의 성기능은 이러한 기질적인 원인 외에 여성의 섬세한 심리적인 원인으로 인해 성기능장애가 발생하기도 한다.

여성 성기능장애의 치료는 다른 질환과 마찬가지로 그 원인을 제거하고 교정해야 한다. 여성 성기능장애 치료의 특이한 점은 심리적인 문제가 성기능장애의 배후에 항상 깔려 있다는 것이다. 그러므로 원인의 교정과 함께 심리적인 지원과 치료가 따라야 효과를 볼 수 있다. 이를 위해서는 여성 본인의 노력은 물론이거니와 배우자의 따뜻한 배려가 함께 있어야 한다.

올바른 부부 관계의 조건

아내가 sex를 피한다면?

"나는 너무 세서 마누라가 섹스를 피해 도망을 다니는 정도야! 정말이야, 물어봐!"

술이 거나하게 취할 때마다 보험회사 임원 P씨는 술자리에서 친구들에게 자랑스럽게 떠벌리곤 한다. 그러나 사실 그는 누구에게도 말 못하는 가슴앓이를 하고 있다.

아내가 섹스를 피하는 것은 사실이었지만, 그 원인은 자신의 섹스 파워가 너무 강하기 때문이 아니었다. 아내가 섹스 자체를 거부하면서 남편이 다가오는 것을 피하는 것. 그렇다고 P씨의 아내가 남편을 사랑하지 않는 것은 아니었다. 단지 성문제에 있어서만은 이해할 수 없을 정도로 남편의 요구를 거부하는 것이다.

P씨는 솟아오르는 성욕을 주체하기 어려워 자연히 자신의 손으로 외로움을 달래곤 했다. 그러나 이 방법도 그에게는 그리 도움이 되지 못했다. 자위행위를 하고 나면 허무함을 느끼고 자신이 처량하게 여겨져 자주 할 수도 없는 노릇이었다. 애인을 만들어 보라는 친구들의 권유로 시험 삼아 여자를 한번 사귀어 볼까 생각도 했다. 그러나 사회에 이름이 어느 정도 알려진 터라 감히 아내 이외의 여자를 섹스의 상대로 한다는 것도 내키지 않았다. 결국 그는 자신의 처지를 한탄하며 클리닉을 찾았다.

"벙어리 냉가슴을 앓고 있습니다. 다른 친구들은 마누라하고 하려고 해도 안 되어 고민하는데 저는 풀 곳이 없어서 괴롭습니다."

변강쇠나 옹녀처럼 어느 한쪽에서 섹스를 지나치게 요구해도 문제가 되지만 그 반대로 섹스를 회피하는 것 역시 심각한 문제다. 그만큼 섹스는 부부가 함께 요구해 함께 이루어 나가는 행위이기 때문이다.

●●● 섹스기피증에는 반드시 원인이 있으며 그 원인을 제거하면 문제를 해결할 수 있다. 우선 마음 깊숙이 깔려 있는 성에 대한 잘못된 인식, 즉 혐오감이나 열등감 등으로 인해 섹스를 피할 수 있다.

또한 신체적으로 불편해도 섹스를 피하게 된다. 자궁이 뒤로 젖혀져 있는 자궁 후굴(後屈)이나 질에 염증이 있으면 성교를 할 때 통증이 발생해 섹스를 기피하게 된다. 골반 근육이 과도하게 긴장을 해도 성교 도중 통증을 느끼게 된다. 본인이 괴로우면 당연히 하고 싶은 생각이 들지 않게 된다.

이러한 상황이 벌어지면 부부가 서로 솔직 담백하게 터놓고 이야기를 나눠야 한다. 서로가 느끼는 문제점을 털어놓고 상대방이 진정으로 무엇을 원하는지 인식하는 것이 좋다. 여성이 성에 대해 열등감을 느끼거나 자신감이 떨어져 있을 때는 반드시 심리상담을 받아야 문제를 극복할 수 있다. 질이나 골반에 이상이 있거나 근육에 문제가 있으면 약물치료를 받아야 한다. 호르몬에 이상이 있을 때는 호르몬치료를 받으면 된다.

배우자가 성을 기피하는 현상은 부부생활을 위해 반드시 극복되어야 하며, 이를 위해 부부간에 대화가 필요하다. 또한 전문가를 찾아서 원인을 제거하고 성욕을 증진시키는 방법을 강구하면 한결 도움이 된다.

재혼의 성, '성기능 전반' 철저히 체크를

이혼과 재혼이 크게 늘고 있다. 재혼은 새로운 행복을 위한 출발이지만 성공적인 재혼을 위해서는 많은 준비가 필요하다. 성적인 준비도 그 중 하나다.

대기업의 관리직 부장인 40대 초반의 J씨는 애인과 함께 재혼을 앞두고 클리닉을 찾아왔다. 3년 전 부인과 성격 차이로 헤어진 후에 지금의 애인을 만나 사귀어 왔다. J씨와 애인은 서로 이해하고 아끼며 행복한 재혼을 준비하고 있었다. 그러나 J씨는 애인과 사랑을 나누는 중에 성기가 사그라져 성교를 중단하고 말았다. '또다시 결혼생활에 실패를 하지 않을까' 하는 불안에 휩싸이기 시작한 것이다.

●●● J씨의 경우 갱년기에 접어들면서 성행위를 하지 않았던 것이 원인이었다. 그는 이혼 후 성관계를 가진 것이 손가락에 꼽을 정도로 드물었다. 무기(?)를 아껴 오다가 정작 사용하고자 하니 작동이 되지 않았던 것이다. 이처럼 재혼을 앞둔 남성들 중 성기능이 떨어진 것을 발견하는 경우가 종종 있다. 조루나 발기장애가 대부분이며 여성의 경우 불감증이나 성교 통증을 흔히 볼 수 있다.

●●● 살을 섞으며 살아가는 부부들 중 연간 15만 쌍 정도가 부부의 인연을 원점으로 되돌린다. 통계청 자료에 따르면, 전체 혼인 건수 32만4000건 중 부부 한쪽 또는 양쪽이 재혼인 경우가 남자 14.7%, 여자 16.4%로 나타나 재혼율이 급격히 늘고 있음을 보여주고 있다.

그러나 재혼이 장밋빛 인생을 보장하지는 않는다. 오히려 초혼보다 재혼이 더 많은 어려움과 부담을 안고 시작한다고 한다. 더 철저한 준비가 필요하다는 얘기다. 특히 성생활은 애정의 표현으로써 결혼생활의 중요한 부분을 차지하므로 성기능의 점검이 중요하다고 하겠다.

●●● 독신으로 오래 있다 보면 자연히 성행위를 하지 않게 되고 그로 인해 성기능이 감퇴된다. 특히 재혼을 고려하는 시기는 갱년기에 접어든 경우가 많으므로 신체의 기능 저하가 쉽게 나타나게 된다.

성기능은 예전과 비슷하더라도 파트너가 새로운 사람이기 때문에 문제가 되기도 한다. 파트너가 바뀌면 서로의 성 패턴이 달라서 성생활이 원활하지 않을 수 있다. 성행위는 부부가 함께 영위하는 것이므로 오랜 기간 동안 성관계를 가져온 파트너에 익숙해져 있기 때문이다.

부부간에 속궁합을 맞추는 과정이라고 할까. 흔한 예로 이전의 결혼생활에서 사정시간이 아무런 문제가 되지 않았지만 새 배우자와의 성관계에서는 사정시간이 짧아서 배우자가 만족을 못하는 경우가 많다.

이런 불상사를 극복하기 위해서는 사전 점검을 해야 한다. 조루, 발기부전, 불감증 등의 원인을 찾아서 교정해야 한다. 특히 새로운 분위기에 익숙지 않아 성기능 저하를 보이는 경우에는 약물요법으로 뚜렷한 개선 효과를 보인다. 더 중요한 것은 재혼 전에 전반적인 건강을 유지하는 것이다.

●●● 재미있는 현상은 어떤 여성들은 재혼 준비를 너무 완벽하게 한다는 것이다. 한 클리닉 통계에 의하면, 질을 축소하고 G스폿(G-spot)이라는 성감대를 만드는 수술(일명 양귀비 수술)을 받는 여성들의 약 40%가 재혼을 준비하는 사람들이라는 것이다.

그것보다는 성기능 전반에 대한 점검이 필요하다. 또 난관복원술과 정관복원술을 비롯한 불임에 대한 치료, 전립선과 자궁 등의 생식기 검진 그리고 자신도 모르게 가지고 있을 가능성이 있는 성병에 대한 검사들이 필요하다고 하겠다.

doctor's advice

부부 성생활의 십계명

01 80세까지 원만한 성생활을 즐길 수 있다는 확신을 가져라.
02 서로를 하나의 개체라고 생각하라.
03 상대방을 생각하지 않고 본인의 욕망만 생각하는 이기적인 행동은 금물이다.
04 성행위에 대해 무언가를 보여준다는 허세를 버려라.
05 성행위에 문제가 있을 때는 상대편과 상의하라.
06 서로의 성감대와 좋아하는 행위를 알아라.
07 성행위 때 수치스러워하지 말고 허용되는 성행위는 과감히 하라.
08 성적 환상에 인색하지 마라.
09 성행위의 질적 평가에서는 상대방이 무조건 최고라고 하라.
10 성문제에 대해 전문가와 상의하는 것을 수치스럽게 생각하지 마라.

PART 5

즐거운 SEX

남성의 능력은 사람마다 다르다. 그리고 부부가 나누는 섹스의 형태도 제각각이다.

만족스러운 부부생활을 위해서는 아내가 섹스에 대해 무엇을 원하는지를

남편이 잘 알고 이를 실천하는 것이 중요하다.

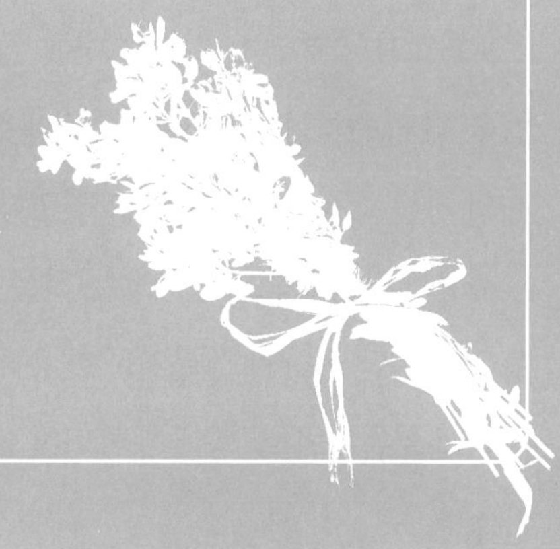

나는 어떤 섹스 캐릭터를 갖고 있을까

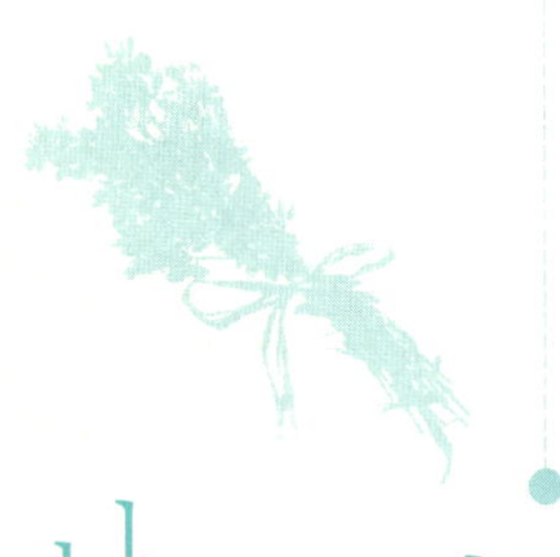

발기부전 자가 테스트

"성기능이 정상인지 알고 싶습니다."

보험회사 간부인 L씨는 40대에 들어서면서 정력이 부쩍 떨어지며 발기했을 때 예전처럼 딱딱하지 않아서 항상 아쉬움이 남았다. L씨는 과연 자신의 상태가 정상인지를 알고 싶었다.

자신의 발기능력을 알아보는 것은 매우 중요하며 흥미로운 일이다. 발기능력은 문답 형식의 설문지를 이용해 쉽게 알아볼 수 있다. 아래 설문지는 미국의 로슨 교수에 의해 개발되어 많은 검증을 거쳐 국제적으로 사용되고 있다. 설문지는 비교적 간단한 다섯 문제로 되어 있다. 답의 오른쪽에 있는 점수를 더해 본인의 발기 상태를 평가하는 것이다. 예를 들어 1번 질문의 답이 '그저 그렇다' 이면 3점이 되는 것이다. 자, 그럼 실제로 해보자. 답변은 지난 6개월간 자신의 섹스 라이프를 기준으로 판단한다.

1. 발기에 대한 당신의 자신감은 어느 정도라고 생각하십니까?
(아래 답 중 하나를 고른다.)

①아주 자신이 없다(1점)

②자신이 없는 편이다(2점)

③그저 그렇다(3점)

④자신이 있는 편이다(4점)

⑤아주 자신이 있다(5점)

2. 발기 상태가 여성의 질 안으로 삽입이 가능한 정도로 딱딱하게
된 적은 몇 번이었습니까?

①삽입이 거의 안 되었다(1점)

②가끔씩 그랬다(2점)

③성교의 절반 정도는 삽입이 가능했다(3점)

④절반보다 많은 정도로 대부분 그랬다(4점)

⑤할 때마다 삽입이 가능했다(5점)

3. 음경을 삽입한 후에 발기를 유지할 수 있었던 경우는 몇 번이었습니까?

①거의 유지되지 않았다(1점)

②가끔씩 유지되었다(2점)

③성교의 절반 정도는 유지가 가능했다(3점)

④절반보다 많은 정도로 대부분 유지되었다(4점)

⑤할 때마다 발기가 끝까지 유지되었다(5점)

4. 성교가 끝날 때까지 발기 상태를 유지하는 것이 얼마나 어려웠습니까?

①거의 불가능했다(1점)

②아주 어려웠다(2점)

③어려운 편이었다(3점)

④약간 어려운 정도였다(4점)

⑤전혀 어려움이 없었다(5점)

5. 성교를 하고 나서 만족감은 어느 정도였습니까?

①거의 만족을 못했다(1점)

②가끔씩 만족했다(2점)

③성교의 절반 정도는 만족했다(3점)

④절반보다 자주 만족하는 정도로 대부분 그렇다(4점)
⑤할 때마다 만족한다(5점)

각 질문의 답변에 대한 점수를 합해 5~7점이면 발기에 심각할 정도의 이상이 있다고 판단할 수 있으며 빠른 시일 내에 전문가를 찾아야 한다. 총점이 8~16점인 경우는 중(重) 정도의 발기 이상이 있으며, 17~21점 사이에 해당되면 경(輕) 정도의 발기부전이 있다고 판단한다. 그리고 22점 이상이면 발기능력에는 아무런 문제가 없는 정상으로 진단한다.

일단 발기능력에 이상이 없다고 나오면 이것 자체로 원만한 성생활에 아무런 문제가 되지 않는다는 것을 의미한다. 비록 본인의 그때그때 상태에 대해 아쉬움을 느끼거나 더 강해지고 싶은 욕망이 있더라도 자신의 능력에 만족하고 그에 맞추어 성생활을 영위하면 원만한 성생활이 가능할 것이다.

삼순이 캐릭터를 닮아라

세간의 관심을 모았던 TV 드라마의 주인공인 삼순이(김선아)는 섹스가 강할까? 이 질문에 대한 답은 단연 'yes'다. 이는 삼순이가 삼식이(현빈)에게 먼저 키스를 감행할 때 뱉은 말로 미루어 짐작할 수 있다. 삼순이는 아예 지그시 눈을 감으면서 "음, 내가 그동안 너무 많이 굶었지!"라고 말한다.

사랑의 대상을 생각하기보다는 자신의 욕망을 어떻게 마음껏 푸는가에 관심이 있는 것을 엿볼 수 있는 대목이다. 그리고 별로 날씬하지도 않은 통

통한 몸매를 가지고서도 삼식이에게 "내가 너를 좋아한단 말이야. 야, 이 나쁜 자식아~" 하고 자신의 욕망을 만천하에 드러낸다. 이런 삼순이의 섹스 캐릭터는 그야말로 자신의 감정을 그대로 표현하는 자기중심적인 성격이다. 왕성한 섹스를 위해서는 이러한 캐릭터가 필요하다.

　삼순이의 캐릭터와는 대조적으로 소심한 성격의 소유자를 보자. 직장생활을 그만두고 5년째 공무원 시험을 준비하고 있는 30대 초반의 K씨.

　"사실 저는 심리상담을 요합니다. 내성적이니까요. 정신과에 가보았는데 더 혼란스럽네요." K씨는 매사에 자신이 없고 남의 눈치를 너무 보는 성격이었다. 따라서 상대방으로부터 상처도 쉽게 받았다. 여자관계에서도 마찬가지였다. 여자 이야기만 나오면 어찌할 바를 몰라 긴장을 하는 성격이었다. '혹시 여자들이 내 음경이 작다고 비웃지나 않을까?' 라고 생각하는 것이 문제였다. K씨처럼 소심하고 남의 눈치를 보는 성격으로 인해 성기능장애가 발생되어 클리닉을 찾는 경우를 흔히 볼 수 있다.

　●●● 소심한 성격으로 인해 생기는 성기능장애의 해결은 스스로 자신감을 갖는 것이다. 바로 삼순이의 캐릭터를 배워야 한다. 삼순이처럼 자신에 충실하고 남에게 피해를 주지 않을 정도로 적당히 자신 위주의 섹스 캐릭터가 자연스럽게 성적 욕망을 깨울 수 있기 때문이다. 세상의 남자들이여! 제 잘난 맛에 제멋대로의 행동을 한번 해봄직도 하다.

　그러나 뜻대로 안 되는 것이 또 인간의 마음이다. 대개 이런 사람들은 자신 스스로 이러한 문제를 알고 있는 경우가 많지만 쉽사리 극복하지 못한다. 이러한 성격의 소유자들은 생각과 자세를 바꾸지 않으면 고개를 숙인 참담한 남성이 된다는 사실을 인지해야 한다. 이와 동시에 지속적으로 자신을 단련하고 훈련하는 자세가 필요하며 규칙적인 운동과 바른 생활습관을 가져야 한다.

섹시함을 느끼는 체취

코는 인체 부위 중에서 가장 예민한 부분이다. 냄새는 후각이라는 감각 채널을 일깨워 긴장을 풀어주기도 하는 강한 자극제이다. 냄새와 더불어 후각 채널은 성적 자극을 상승시킬 수도 있으며, 반대로 감정을 억누르기도 한다.

역사적으로도 냄새와 섹스는 밀접한 관계가 있다. 나폴레옹은 조세핀과 사랑을 나누러 갈 때 그녀에게 몸을 씻지 말고 기다리라는 요구를 했다고 한다. 나폴레옹은 조세핀의 특이하고 독특한 체취를 즐겼던 것이다.

●●● 인간의 몸은 한순간도 쉬지 않고 신진대사를 한다. 이러한 과정에서 찌꺼기가 생기고, 이것은 분비액이나 배설물이 되어 몸 밖으로 배출된다. 이 배설물은 역겨운 냄새가 나는 경우도 있으나 때로는 적당히 도움이 되는 경우도 있다.

성기에서 냄새가 나면 두말할 나위도 없이 성적 흥분은 한순간에 사라져 성생활에 방해가 된다. 인도의 카마수트라 귀족 여성들은 음부의 냄새를 없애기 위해 여러 종류의 향기를 이용하기도 했다.

이에 반해 인간의 감성을 자극해 성적 자극을 불러일으켜 섹스에 이로운 체취가 있다. 바로 페로몬(pheromone)이라는 것이다. 페로몬은 한 개체에서 분비하거나 방출해 이성에게 어떤 행동을 일으키게 하는 물질로, 성적으로 흥분을 시키는 것을 성 페르몬이라고 한다. 최근 들어 인간에게도 페로몬에 해당되는 물질이 있다고 과학적으로 증명이 되었다.

일본과 독일에서 겨드랑이의 분비액과 호르몬을 접한 여성들은 호르몬의 변화와 함께 성적인 자극을 더 느낀다는 결과가 발표되었다. 인간의 페로몬으로 널리 알려진 것은 안드로스텐이라는 물질을 비롯한 성호르몬들이다.

이들은 땀과 소변, 겨드랑이 등에서 발견되며 냄새를 맡은 사람의 몸과 마음에 미세한 변화를 일으킨다. 그러므로 인간의 몸에서 나오는 페로몬으로 인해 상대방에게서 좀더 성적 매력을 느낀다는 것이다. 엘리베이터나 지하철에서 자신도 모르게 어떤 상대에게 호감이 가며 매우 끌리는 느낌이 바로 이런 경우이다.

인간의 냄새는 사랑의 매개체가 될 수 있다. 조금 끈적거릴 수는 있지만, 적당히 씻지 않고 상대방 페로몬의 체취를 느끼면서 관계를 맺는 경험도 일상적인 부부생활의 활력소가 될 것이다.

양보다 질, 먼저 여성의 성 리듬 알자

섹스 시간이 긴 게 자랑은 아니다

모처럼 만난 대학원 동창생들과의 술자리. 술이 거나해지자 결국 화제는 자연스럽게 섹스로 이어졌다. 한 친구가 "거의 매일 밤마다 7번씩 한다"고 자랑하자, 다른 친구는 "나는 한 달에 한 번을 해도 4시간씩 해"라고 맞받았다. 둘 다 허풍임이 분명했지만 이들의 대화는 좌중을 주도했다.

실제로 섹스 횟수와 시간, 이중 어느 것이 더 중요할까. 먼저 수도권의 기혼 여성을 대상으로 조사한 연구에서는 일주일에 2회 섹스가 가장 바람직하다고 느끼는 여성이 45.3%로 제일 많았다. 그러나 성교 횟수에 대한 불만을 표시한 여성들은 6%에 불과해 대개의 경우 횟수는 여성에게 그다지 중요한 문제가 아닌 것으로 나타났다.

여성이 오르가슴에 도달하는 데 걸리는 시간은 삽입 후 4~5분이 25.5%, 6~10분이 36.5%, 11~20분은 26.5%로 나타났다. 오르가슴까지 소요되는 시간은 결혼생활이 길수록, 나이가 들수록 빨라지는 양상을 보였다. 대부분의 여성은 일단 오르가슴에 도달하면 성행위를 더 끄는 것을 원하지 않는 것으로 나타났다. 이 같은 조사 결과에 비춰 보면 단순히 섹스 시간이 길다는 것도 별로 자랑거리가 되지 못할 듯하다.

단지 40대 여성의 29.2%는 파트너의 성적 능력 감소로 오르가슴을 잘 느끼지 못하는 것으로 나타났다. 이는 '좀더 오래 했으면 좋겠다' 는 의미이며 이런 문제를 해결하기 위해서는 남성이 그만큼 더 건강하고 강해져야 한다. 40대 여성의 경우이므로 40, 50대 남성들의 노력이 보다 더 필요함을 알 수 있다.

이렇게 보면 대부분의 보통 여성에게 섹스 횟수와 시간은 그다지 대단한 문제가 아닌 것 같다. 이보다는 섹스의 질이 더 중요하다고 하겠다.

●●● 섹스의 질을 위해서는 우선 여성의 성(性)리듬을 알아야 한다. 여성 약 3000명을 대상으로 생물학적 성리듬을 조사한 결과에 따르면, 여성의 35%는 생리 직전에 성욕이 최고조에 달하며, 약 15%는 생리 직후에 성

적으로 가장 흥분한다고 했다. 이밖에 배란기가 4~6%, 생리 중인 경우는 2~3%를 차지했다. 여성이 성감도가 커지는 시기에는 젖가슴을 약간만 건드려도 민감하게 반응하며 쉽게 오르가슴에 도달한다. 그러므로 남성은 이러한 시기를 잘 선택해 섹스를 하면 원만한 부부생활을 할 수 있다.

또 다른 연구기관에서 시행한 설문조사에서는 여성의 42%가 20~30분의 전희가 있어야 만족한다고 대답했고, 35%는 10~20분이라고 답했다. 그러므로 전희는 적어도 20분은 되어야 한다고 여성들은 생각하고 있었다. 80%는 오럴 섹스를 원한다고 대답한 것으로 미루어 보아 여성들은 오럴 섹스를 더 이상 부끄럽게 생각하지 않는 것으로 보인다.

여성들이 가장 좋아하는 체위는 정상위(72%)이며, 싫어하는 체위는 후배위(61%)로 여성들은 안정적이며 보수적인 체위를 선호하는 것으로 나타났다. 자신의 성감대를 클리토리스라고 지적한 여성들이 67%로 가장 많았고, 다음으로 11%가 유방을 꼽아 여성들이 가장 애무를 받기 좋아하는 성감대는 단연 클리토리스와 유방으로 나타났다. 남성이 여성의 이 같은 섹스 욕구를 잘 알고 실천할 때 성생활의 질이 향상될 수 있을 것이다.

●●● 이밖에도 원만한 부부생활을 위해 남성이 알아두어야 할 것들은 많다. 우선 부드럽게 상대방을 배려하는 마음이다. 즉, 여성은 삽입 후의 성교 시간이나 성교 횟수보다는 마음과 마음이 통하는 섹스를 원한다고 할 수 있다. 마찬가지로 여자는 분위기에 매우 약하다. 또 여성은 충분한 애무 받

기를 원하며 자기의 감정대로 행동하기보다는 여성의 기분을 이해하고 함께 오르가슴을 느낄 수 있게 배려하는 남자를 원한다.

남성의 능력은 사람마다 다르다. 그리고 부부가 나누는 섹스의 형태도 제각각이다. 만족스러운 부부생활을 위해서는 아내가 섹스에 대해 무엇을 원하는지를 남편이 잘 알고 이를 실천하는 것이 중요하다.

전희 : 여성은 '거북이', 충분히 부드럽게 애무를

여성 은행원 L(34)씨는 섹스를 할 때 통증이 심해 내원했다. 문제는 남편의 섹스방법 때문이었다. 그녀의 남편은 전초전도 없이 바로 성기를 질 내로 삽입하면서 섹스를 시작했다. 문제를 해결하기 위해 L씨 부부는 전희를 시작했고, 그 후 L씨는 지긋지긋한 통증에서 해방되었으며 한차원 높은 섹스를 남편과 나눌 수 있었다.

남자의 몸은 쉽게 뜨거워지고 쉽게 식는 반면에 여자의 몸은 천천히 뜨거워지고 천천히 식는 성질을 가지고 있다. 남녀가 함께 성적 쾌감을 느끼기 위해서는 천천히 육체가 달아오르는 여자를 먼저 뜨겁게 만들어야 섹스의 조화를 이룰 수가 있다. 그러므로 전희는 자연스러운 남녀 화합에 절대적으로 필요한 행위이다.

그럼에도 많은 남성들이 전희 없이 바로 성기를 삽입하며 왕복운동을 한 후 사정하고 섹스를 끝내는 경향이 있다. 남성의 상징인 성기를 힘차게 여성의 몸 안으로 넣을 때 남성들은 정복감과 희열을 느낀다.

남성들이 전희를 피하는 다른 이유는 전희 도중 성기가 풀어지는 것을 걱정하기 때문이다. 이런 이유로 오럴 섹스를 꺼리는 남성들도 많다. 여성들에 의한 원인도 있다. 여성들 중에는 자신의 쾌감보다는 단순히 남성들의 욕구를 채워주기 위해 섹스에 응하기 때문에 전희 없이 섹스를 받아들이는 여성들도 있기 때문이다.

●●● 효과적인 전희를 위해서는 먼저 서로의 성감대를 찾는 것이 필요하다. 남성도 자신의 성감대를 파트너와 함께 개발하는 것이 바람직하다. 몸을 깨끗이 씻은 후 서로의 몸을 내키는 대로 자극해 본다. 이때 편안하고 안락한 분위기가 유지되는 것이 중요하다. 특히 여성의 경우에 더욱 그렇다.

대개 남성의 성감대는 젖꼭지, 허리, 음낭, 회음부 그리고 성기 정도이다. 하지만 여성은 온몸이 성감대라고 해도 과언이 아닐 정도로 성감대가 많고 다양하다. 유방, 허리, 귀뿌리, 겨드랑이, 허벅지, 엉덩이, 등 그리고 음핵 등이 성감대이다.

유방은 젖꼭지 주위의 색깔 있는 부위와 젖꼭지에 걸쳐 가장 예민하다. 여성의 음핵은 말초신경이 집중되어 있어 감각을 예민하게 느끼는 부위이다. 여성의 생식기 중에서 가장 예민한 부분은 G스폿이다. 이는 전희 도중 질 내에 손가락을 넣어 위로 만지면 볼록 튀어나오는 부분을 말한다.

이런 과정을 통해 제일 기분 좋고 쾌감 있는 부분을 2~3군데 정도 결정한다. 성감대를 알고 나서 성기를 삽입하기 전에 이 부분을 집중적으로 자극해 주는 것이 좋다. 남성과 여성이 서로 번갈아 가며 상대의 성감대를 애무하는 것이 자극을 충분히 할 수 있어 좋다.

●●● 여성의 유방과 음핵은 예민하기 때문에 적당히 자극하면 그 자체로도 오르가슴에 도달할 수 있다. 그러나 강하게 자극하면 통증을 느낄 수 있기 때문에 부드럽게 다뤄야 한다. G스폿을 자극하는 것도 쾌감을 고조시킨다. 이 부분을 부드럽게 천천히 손가락으로 마사지하는 것이 좋다.

남성의 성기 중에서 가장 예민한 부분은 소변이 나오는 구멍과 연결된 밑부분(음경소대)이다. 그리고 남성의 고환도 확실한 성감대이며 사람에 따라 젖꼭지에 성감이 있는 경우도 있다.

전초전도 중요하지만 마무리를 잘하는 것도 필요하다. 남성은 섹스가 끝난 후 금방 성기가 줄어들며 성적 쾌감이 풀어진다. 이에 반해 여성은 서서히 흥분이 사그라지며 대부분의 여성들은 섹스 후 다시 애무 받기를 원한다. 그러므로 마무리 단계에서도 전희와 마찬가지로 성감대를 애무하는 것이 바람직하다.

체위 : '취향' 에 맞게 다양한 시도를

중소기업을 운영하는 Y(47)씨는 아내와 10세 차이가 난다. 그의 아내는 30대에 들어서면서 능동적으로 체위를 바꾸며 부부관계를 이끌어 갔다. 충격을 받은 그는 '아내가 성을 너무 밝히는 것이 아닐까' 하는 생각이 들었다. 한편으로 자신의 능력으로 아내을 만족시키지 못하게 되지 않을까 하는 불안감에서 상담을 신청해 왔다.

이렇듯 체위를 바꾸면서 성관계를 하면 보수적인 남성들은 아내가 너무 색을 밝히는 것으로 오해하기도 한다. 그리고 혹시 아내가 외도를 하지나 않을까 하는 불안감을 갖기도 한다. 그러나 이것은 남성들의 편협한 생각일 뿐 실제로는 전혀 그렇지 않다.

● ● ● 현실적으로 체위 변화를 부끄러워하거나 거부해야 할 아무런 이유가 없다. 섹스는 부부 사이에 중요한 부분을 차지한다. 하지만 동일한 사람과 같은 형식의 섹스를 반복하기 때문에 적극적으로 성생활을 변화시키는 것이 바람직하다. 비교적 효과가 있는 방법은 섹스의 체위를 변화시켜보는 것이다. 대개의 부부들은 처음에는 남성이 자연스럽게 여성 위에서 섹스를 하는 방법(정상위)으로 성생활을 시작한다. 이러한 체위는 첫날밤이나 처음 섹스를 할 때 좋다.

여기서 익숙해지면 변형을 시도할 수 있다. 삽입 각도가 약간 달라지는 데서 오는 새로운 기분을 느낄 수 있다. 여성이 다리를 높게 드는 것은 남자의 음경이 여자의 질 안쪽으로 깊숙이 삽입되어 서로 자극을 받을 수 있다. 평범한 정상위 자세에서 여자의 다리로 남자의 엉덩이를 문지르는 것을 시도하거나 여성의 양 다리를 남자의 팔이나 어깨에 걸칠 수 있다. 이 체위는 음경이 작다고 여겨지는 남성에게 좋다. 여성의 질 앞쪽 3분의 1에 존재하는 성감대를 적절히 자극할 수 있기 때문이다.

●●● 여성 상위의 체위는 여성이 섹스를 리드할 수 있는 체위이다. 통계에 따르면, 결혼한 부부의 70%가 이 체위를 즐기고 있다. 이 체위의 장점은 무엇보다도 삽입하는 시기와 삽입 후 왕복운동의 속도를 어느 정도 여성이 주도할 수 있는 장점이 있다. 그리하여 여성은 안정감과 밀착감이 생겨 점점 더 흥분이 고조돼 쉽게 오르가슴을 느낄 수 있다.

섹스를 하고 싶은데 피곤할 때, 임신 중이거나 배가 많이 나온 비만인 경우에 도움이 되는 체위는 옆으로 누운 상태에서 섹스를 하는 것이다. 조루의 경향이 있는 남성들은 이러한 체위가 안성맞춤이다. 체위를 바꾸는 행동을 할 때 사정하는 불상사(?)를 막을 수 있으며 자극이 강하지 않으면서 천천히 쾌감을 즐길 수 있어 좋다. 체위는 단지 성기를 삽입할 때만 필요한 것이 아니다. 전희의 과정에서도 적절히 사용될 수 있다.

성생활은 축복받은 부부만의 애정 표현이다. 부부가 각자 좋아하는 체위를 돌아가며 시도하는 것이 좋다. 그러기 위해서는 남성이 성적으로 강해져야 한다. 체위를 바꾸는 과정에서 발기가 유지되지 않거나 사정이 빨라진다면 체위 변화는 무위로 끝나기 때문이다.

오럴 섹스 : 성생활의 활력소

각종 매체를 통해 성에 관련된 정보가 급속히 확산되면서 성생활의 양상도 변해 여성이 적극적으로 성행위를 리드해 가는 경향이 많아졌다. 27세부터 45세까지의 여성 기혼자를 대상으로 실시한 조사에서 86% 여성이 섹스를 요구한다고 응답한 결과도 같은 맥락이다.

이처럼 섹스의 형태가 보수적인 경향을 벗어나 많은 변화를 보이고 있는데, 그 중에서 최근 오럴 섹스가 급속한 확산 추세에 있다. 오럴 섹스는 한때 변태적인 행위로 오인을 받기도 했으나 적절히 이용하면 성생활에 적지 않은 변화를 줄 수 있다.

●●● 결혼생활이 어느 정도 지나 고식적인 성교의 양상을 벗어나 서로가 색다른 것을 원할 때 오럴 섹스는 제 몫을 하게 된다. 또한 남자가 40대에 접어들어 좀더 특이하고 강한 성적 자극을 필요로 할 때도 오럴 섹스는 아주 적절한 방법이며, 여성이 몸이 불편해 성행위가 어려울 때나 통증 등으로 삽입이 어려운 경우에 요긴하게 사용할 수 있다.

오럴 섹스는 남자 성기에 행하는 펠라치오와 여자 성기에 하는 커닐링구스가 있다. 구강은 질과 비슷한 점막이 있어 부드럽기도 하고 표면이 거친 혀도 있으므로 음경을 애무하는 데에는 아주 알맞은 인체 기관이다. 여성의 음부는 자칫 상처 입기 쉬운 예민한 부위이므로 혀를 이용하는 것은 매우 적합하다고 볼 수 있다. 오럴 섹스는 여성의 질액을 잘 분비시켜 성교를 가장 빠르게 준비할 수 있는 수단이며 또한 여성이 오르가슴에 도달할 수 있는 가장 효과적인 방법이기도 하다.

●●●● 오럴 섹스를 하는 데 궁금하게 생각하는 것들이 있다. 펠라치오를 하는 도중에 자연히 남성의 분비액이나 정액을 삼키게 된다. 이러한 물질을 먹는다고 해도 큰 이상이 없으므로 여성은 안심하고 오럴 섹스를 해도 좋다. 어떤 남성은 부적절한 관계를 할 때 성병을 피하기 위해 오럴 섹스를 선호하는 경우가 있다. 그러나 임질이나 기타 성병은 직접 성기의 결합 없이 오럴 섹스만으로도 걸릴 수 있다. 그러므로 부적절한 관계에서 오럴 섹스를 할 때는 콘돔을 사용하는 것이 바람직하다. 콘돔을 입으로 빨아도 건강에는 아무런 문제가 없다.

그러면 오럴 섹스를 할 때 어떤 것들을 주의해야 할까? 너무 강하게 성기를 흡입하거나 이로 깨물어 상처가 나면 염증을 일으킬 수 있으므로 주의해야 한다. 입 안에 정상적으로 있는 많은 세균이 다른 사람의 생식기로 가면 염증을 일으키는 병원균 역할을 하기 때문이다. 그러므로 펠라치오를 할 때는 너무 강하게 하지 말고 부드럽게 하는 것이 좋다.

펠라치오는 강하게 하지 않으면 아무런 문제 없이 즐길 수 있다. 그러나 커닐링구스는 좀더 주의가 필요하다. 여성의 질에 세균이 상존하기 때문에 혀를 질에 넣는 것은 바람직하지 않다. 더욱이 질 분비액을 삼키는 것은 좋지 않다. 대신에 클리토리스나 소음순, 대음순 등의 외부 생식기를 혀로 자극하는 것은 건강에 그다지 해가 되지 않는다.

오럴 섹스를 상대방이 요구하면 망설이거나 불안하게 생각하지 말고 상대방의 요구를 들어주려 노력하는 것이 바람직하다.

잘못된 성상식이 건강을 망친다

정관수술에 관한 오해

"정관수술을 하면 정말로 정력이 약해지나요?"

30대 중반의 H씨는 정관수술을 하면 후회하지 않을까 걱정스럽게 물었다. 이런 질문은 정관수술을 하는 사람들이 수술을 받는 순간까지 공통적으로 던지는 질문이다. 그러나 정관수술을 하면 정력이 약해지는 것이 아니라 오히려 원만한 성생활에 도움이 된다.

얼마 전 정관수술 붐이 일었다. 아내의 '압력' 에 떠밀려 수술을 받는 남성이 많아진 것도 하나의 이유이지만, 정부의 출산장려정책의 일환으로 정관수술이 의료보험 수혜 대상에서 제외되기 전에 미리 정관수술을 받으려는 남성들이 증가했기 때문이다.

●●● 정관수술은 가장 적합한 피임방법이다. 여성들에게 시행하는 난관수술은 장유착과 같은 합병증이 비교적 많은 반면에, 정관수술은 간편하고 부작용도 없어 피임방법으로 선호된다.

정관수술을 받는 많은 남성들이 궁금해하며 심지어는 불안하게 생각하는 것이 있다. 정관수술로 인해 정력이 감퇴된다든지, 성욕이 없어지거나 발기가 잘 안 된다든지, 심지어는 전립선암이 생길 수 있다는 것이다. 이러한 속설들은 아무런 근거 없이 떠도는 이야기에 불과하며 잘못된 의학 상식으로 야기된 혼란이라고 할 수 있다.

●●● 정관과 음경의 생리는 판이하게 다르기 때문에 정관수술은 성기능에 아무런 관계가 없으며 영향도 주지 않는다. 이와는 반대로 정관수술을 하면 오히려 임신의 걱정이 없어지기 때문에 원만한 성생활에 도움이 된다. 피임을 하기 위해 체외 사정을 한다든지, 임신에 신경을 쓰면 자연스러운 성생활을 할 수 없기 때문이다. 정관수술이 성기능에 아무런 영향을 주지 않는다는 것은 의학적으로 증명되었다.

학계에서는 정관수술과 전립선암에 대한 연구가 꾸준히 시행돼 왔다. 덴마크 코펜하겐대학의 연구팀이 1977년부터 1989년까지 정관수술을 받은 남성을 추적해 연구 조사한 결과, 정관수술이 전립선암 발생률을 높이지는 않는다고 비뇨기과저널에 발표했다. 연구팀은 정관수술을 할 때의 나이, 정관수술을 받고 난 후의 기간 또한 암 발생과 연관성이 없었다고 보고했다.

● ● ● 정관수술을 하고 나면 사정액은 어떻게 될까? 정관수술을 생각하는 남성들이 궁금하게 여기는 대목이다. 정액은 씨앗에 해당되는 정자와 영양분을 공급하는 액체로 이뤄져 있다. 정관수술은 정자가 나오는 것을 막는 것이고, 그 외의 액체들은 수술 부위를 지나서 대부분 만들어지기 때문에 정관수술을 하더라도 사정액은 그대로 나오게 된다. 그리고 정자는 막힌 부위에서 흡수되고 자연히 정자의 생성도 줄어들게 된다. 따라서 새로운 평형을 이루게 되어 아무런 문제 없이 지낼 수 있다.

정관수술을 하면 정력이 떨어진다는 주장은 근거 없는 속설일 뿐이다. 원하지 않는 임신에 일일이 신경 쓰지 않아도 되니 만족스러운 섹스를 위해서도 정관수술을 받는 것이 좋다.

멀티 오르가슴은 가능할까?

"멀티 오르가슴의 즐거움을 느끼게 해 주십시오."

금융회사에 다니는 중견 사원인 30대 중반의 K씨는 멀티 오르가슴에 대해 술자리에서 우연히 듣게 되었다. 그는 쾌감이 배가된다는 말에 일단 끌렸고 또한 자신의 능력에 비하면 획기적이라는 사실에 눈이 번쩍 뜨였다.

K씨는 멀티 오르가슴의 오묘한 세계를 맛보기 위해 책에 기술된 대로 실습을 했으나 노력한 만큼 성과가 없어 중도에 그만두게 되었다. 이론은 그럴듯하지만 실제로 이행하기에는 너무나 힘들다는 게 그가 내린 결론이었다. 하지만 멀티 오르가슴에 대해 미련을 버리지 못하고 전문가의 도움을 얻어 환상적인(?) 능력의 소유자가 되고자 클리닉을 찾게 되었다.

●●● 한 번의 성교에서 오르가슴을 몇 번씩 느끼는 것을 멀티 오르가슴이라고 표현한다. 한 연예인은 그녀의 성 고백서에서 성의 즐거움을 최대한 나누기 위해 멀티 오르가슴의 필요성을 강조했다. 특히 남성들은 '멀티 오르가슴' 에 귀가 솔깃해진다.

대개의 남성은 사정을 하고는 바로 성교를 마무리한다. 그러나 멀티 오르가슴이 가능하면 지속적으로 쾌감을 느끼면서 성교를 끌 수 있다. 남자라면 누구라도 원하는 '좀더 오래 그리고 좀더 강하게' 가 가능할 수 있는 대목이다. 과연 이러한 멀티 오르가슴이 현실적으로 얼마나 가능하고 그리고 얼마나 바람직할까?

수동적으로 섹스에 응하는 여성에 비해 남성은 멀티 오르가슴의 능력을 얻는 게 현실적으로 쉽지 않다. 훈련을 해도 안 되는 경우가 많기 때문이다. 요술 방망이로 뚝딱 남성을 강하게 할 수 있다고 생각하는 남성들이 많으나, 실제 치료의 결과는 사람에 따라 판이하게 다르다. 섹스의 능력은 훈련보다 자신의 성격과 타고난 능력, 평소의 건강 상태 그리고 섹스 파트너에 의해 결정된다.

●●● 멀티 오르가슴을 추구하는 사람들은 쾌락 추구를 위한 섹스에 대해 생각해 볼 필요가 있다. 성에는 쾌락이 따르기 때문에 어디까지가 허용되는지에 대한 정확한 잣대가 없으며 자칫하면 과하게 마련이다. 육체의 쾌락 이면에는 윤리를 벗어난 유혹과 과욕으로 인한 어리석음이 숨겨져 있기에 섹스를 쾌락 추구의 수단으로만 여긴다면 그 종말은 막심한 후회로 끝나는 경우를 흔히 볼 수 있다. 그러므로 섹스를 쾌락의 수단으로 하기보다는 남녀간의 사랑과 화합의 매개체로 여기는 것이 지혜롭다.

멀티 오르가슴을 위해 훈련을 하는 남성들이 바르게 알고 각별히 주의해야 할 점이 있다. 대부분 멀티 오르가슴은 사정을 참아야 얻을 수 있다고 믿고 있다. 그러나 의학적으로 사정을 참으면 정낭이 부풀고 전립선염이나 부고환염이 생기게 되어 오줌소태에 시달리게 된다. 성적으로 강해지기 위해 건강을 해치는 오류를 범한다고나 할까.

쾌락을 위해 지나치게 성을 향유해서는 안 된다. 더하지도 덜하지도 않게 자신과 배우자에 맞는 기법을 선택하고 이에 만족해야만 원만한 성생활을 영위할 수 있기 때문이다.

참지 말고 힘차게 사정해라

성클리닉에서는 잘못된 상식을 맹신한 결과 건강을 해치는 경우를 종종 볼 수 있다.

"김 박사님, 아랫동네가 뻐근하고 소변을 볼 때 몹시 아픕니다."

50대 초반의 건설업체 간부인 H씨는 진료실에 엉거주춤 들어와서 하소연을 했다. 그 원인은 바로 10년 동안이나 성행위를 할 때 사정을 억지로 참았던 자신의 잘못된 습관 때문이었다.

● ● ● '사정을 하지 않는 것이 좋으며 사정을 하면 빨리 기력이 쇠약해진다. 남자의 일생 동안 만들어지는 정액의 양은 한정되어 있으므로 사정을 하지 않는 것이 좋다.'

이런 말은 예전부터 남성들이 그럴싸하게 믿고 따라왔다. 그러나 실제는 이와는 정반대로 사정을 해야만 정상적인 성기능을 유지할 수 있다. 접이불루설은 과도한 방사에 의해 건강을 해치는 사람들, 즉 왕처럼 여자를 마음대로 취할 수 있었던 사람들에게나 해당되는 얘기라고 할 수 있다. 그러나 평범한 성생활에서는 사정을 해야 세포의 기능이 왕성해져서 더욱더 성기능이 원활해진다.

성행위는 일련의 과정을 거쳐 이뤄진다. 성행위는 먼저 흥분이 되어야 시작된다. 흥분을 하면 남성의 음경이 힘차게 일어나게 된다. 이어서 성적 자극이 고조되면 남성은 힘차게 사정을 하고 나서 흥분 전의 평온한 상태로 되돌아간다. 이런 정상적인 사이클을 유지하는 것은 건강한 성생활을 위해 필수적이다.

●●● 사정은 성행위의 쾌감이 한꺼번에 풀리는 현상으로 섹스의 절정에 해당된다. 페니스 안에 있는 혈관이 예민하게 이완되면서 근육이 탄력적으로 늘어나고 이어서 정낭과 사정관이 힘차게 수축하는 현상이다.

이런 변화가 일어나기 위해서는 신경전달물질들이 원활히 분비되어야 한다. 그러나 사정을 하지 않으면 세포에서 생명력을 충전시키는 신경전달물질의 분비가 떨어지고, 혈관과 근육의 작용이 쇠퇴해 기능이 떨어진다. 그리고 사정을 억지로 참으면 성 사이클 전체의 단계가 자연스럽게 이뤄지지 않는다. 그리하여 급기야 성기능장애로까지 발전해 발기가 유지되지 않는 경우도 있다.

사정을 참는 일이 나쁜 것은 이뿐만이 아니다. 사정을 억지로 참으면 사정의 강한 힘이 압력으로 작용해 생식기에 전달되고 그로 인해 정낭(전립선과 붙어 있으며 정액을 만들고 모아 두는 곳)이 부풀어 심한 통증과 오줌소태를 일으킬 수도 있다.

반대로 사정을 자주 하면 조직의 기능이 상호 긴밀하게 연결되어 노폐물을 씻어내며 세포가 활성화된다. H씨는 사정을 억지로 참았기 때문에 정낭에 심한 충격을 받아 배뇨통과 회음부 통증이 발생한 것이다. H씨는 규칙적으로 사정을 하기 시작했고 다행히 약물을 병행해 생식기를 정상적으로 치료할 수 있었다.

자주 사용하고 작동을 하면 더 왕성하게 살아나는 것이 인체의 신비로운 생명력이다. 그릇된 상식에 의해 스스로의 건강을 해치는 것은 어리석은 일이며, 정확한 성 지식을 가지는 것이 건전한 성생활을 위해 반드시 필요하다.

혼자서 하는 섹스가 더 좋다?

"혼자서 기분을 푸는 게 더 좋습니다!"

대기업의 이사인 50대 초반의 P씨는 한 달에 두 번씩 자위행위를 한다. 아내와 한 달에 한두 번 정도 섹스를 하지만 자위행위도 즐긴다.

P씨는 나이가 오십 줄에 들어서니 발기 정도가 딱딱하지 않고 어떤 때는 유지가 안 돼 부부관계를 끝까지 못하는 경우도 가끔 있었다. 처음에는 자존심이 상하고 신경도 쓰였지만 아내가 그런대로 이해해 주어 그럭저럭 지내 왔다. 그러면서도 그런 아내에게 부담감을 느껴 그의 마음은 항상 무거웠다.

P씨의 아내는 잘나가는 회사의 간부사원이자 여성운동가로서 여성의 권익보호에 앞장서고 있다. 사회적으로 능력 있는 아내였지만 남편에게는 편하지 못한 상대였다. 그는 혼자서 하는 자위행위가 성 파트너를 신경 쓰지 않아도 돼 오히려 더 쉽게 접하게 되었다. '혹시나 잘되지 않을까?' '마누라에게 만족을 주지 못하는 것은 아닐까?' 등의 생각을 하는 것보다 혼자서 하는 자위행위가 훨씬 편하기 때문이었다.

P씨와 같은 경우의 남자들 중 자위행위를 하는 사람이 많다. 특히 남성의 기능이 저하된 경우에는 실제 성행위보다 자위행위를 부담 없이 생각하게 된다. 남성클리닉을 찾는 환자의 72%에서 자위행위를 편하게 여기며 애용

하고 있다는 통계가 이를 뒷받침하고 있다. 이 숫자는 발기가 원활하지 못한 사람들을 대상으로 했기에 그 빈도가 높은 것이다. 그러나 분명한 것은 이러한 연유로 자위행위를 가까이 하는 남성들이 늘고 있는 현실이다. 어떤 남성은 자위행위를 하는 자신이 처량해져서 아예 섹스 자체를 피해 섹스 기피증을 보이기도 한다.

●●● 그러면 자위행위를 하는 것을 어떻게 받아들여야 하는가? 본인이 즐기는 정도에서는 적당히 자위행위를 해도 무방하다. 사정을 아예 하지 않고 참는 것보다는 훨씬 좋기 때문이다. 성적 쾌감을 즐기기 위해 혼자서 하는 자위행위는 실제의 성관계에 비해 자연스럽지 않다. 따라서 신체적 건강이나 정신적 안녕에 나쁜 영향을 미칠 것이라는 막연한 생각을 가지고 있는 경우가 많다.

그러나 자위행위는 인체에 나쁜 영향을 끼치지 않는다. 최근 의학 학술지에는 자위행위가 오히려 전립선질환과 정신적 안녕감에 유익하다는 연구 결과가 발표되었다.

성생활은 어떠한 여건에서도 지속적으로 영위하는 것이 남성의 기능 유지에 좋다. 섹스 행위가 부담스럽다고 성충동을 억제하면 정신적인 측면에서 좋지 않다. 그러므로 일종의 성행위라고 할 수 있는 자위행위가 경우에 따라 필요하기도 하다. 또한 자위행위를 적당히 함으로써 심리적으로 만족감을 주기도 하며 정신 건강에도 유익하다는 점을 인지해야 한다.

　그러나 더 바람직한 것은 성 파트너와 거리감과 부담감을 해결해 자연스러운 화합을 이루는 것이다. 이를 위해서는 배우자와 거리낌 없는 대화가 필요하며 부부 서로가 미처 인지하지 못한 어려움을 이해하고 감싸주는 자세가 필요하다.

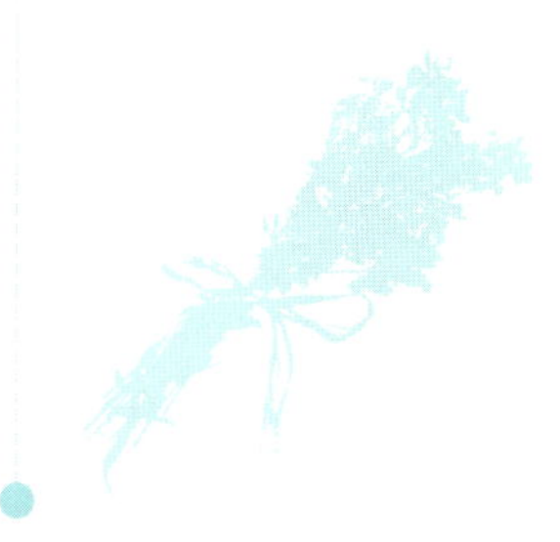

올바른 성 문화

성생활에서의 슬로(slow) 문화

슬로 문화는 대량생산과 산업화를 통한 질의 획일화와 세계적인 동질화를 벗어나 각각의 개인별 특성에 맞는 다양한 특징을 살리기 위해 새롭게 시작된 움직임이다. 더구나 '빨리빨리 병' 에 젖어 있는 한국인에게 슬로 문화는 한번쯤 생각해 볼 만한 것이다. 시간에 쫓기지 않고 그만큼 여유를 통해 풍요로움을 느낄 수 있기 때문이다.

성문화에서도 역시 슬로 문화가 절대적으로 필요하다. 그러나 정작 조급증에 젖어 있어 부부간의 불화, 나아가서는 가정의 평화가 깨어지는 경우가 허다하다. 남녀간의 성에 관한 한 모든 면에서 '슬로' 해야 한다. 특히 부부가 사랑을 나눌 때는 전희를 충분히 가지는 것이 중요하다.

●●● 여기서 빨리빨리 병에 의해 상대를 배려하지 않고 파국으로 간 부부의 경우를 보기로 하자.

미국에서 돌아와 여성 성기능장애 클리닉을 처음 개설했을 때의 일이다. 40대 중반의 뚱뚱한 여인이 친구와 함께 클리닉을 방문해 하소연했다.

"남편과의 잠자리가 지겨워지기 시작하고 남편이 점점 싫어집니다."

원인은 부부관계를 할 때 남편이 서론도 없이 바로 본론으로 들어가는 것이었다. 그러고는 혼자서 배설을 하고 슬그머니 자신의 배 위에서 내려오는 행태가 계속되었다. 성교시 성의 즐거움은 찾아볼 수도 없었고 극감이나 성적 반응도 느낄 수 없이 아프기만 했다. 그래도 아내는 혹시 남편이 바람을 피우지 않을까 염려해 응해 주었지만 여간 고역이 아니었다.

이렇게 세월이 흐르면서 아내의 성교통은 더 심해지고 남편의 행태가 지겨워지기 시작했다. 아내의 성교통을 알아보기 위해 자세히 검사를 한 결과, 질에는 다른 이상은 없었고 원인은 일방적인 속전속결식의 성교 행위에 의해 유발된 성교통이었다.

이처럼 부부관계에서 바로 삽입을 하고 왕복운동 후 사정하는 과정은 지양되어야 한다. 충분한 시간을 가지고 서서히 여성이 흥분하며 남편을 받아들이는 과정이 필요하다. 특히 여성들은 분위기에 의해 흥분하며 전희만으로도 극치감에 도달할 수 있기 때문이다.

●●● 성기능 중에서 빨리빨리 문화의 영향을 가장 심각하게 받는 것이 자위행위이다. 심한 조루증으로 인해 클리닉을 찾은 20대 후반의 M씨는 전형적인 빨리빨리 문화의 피해자였다.

조루의 원인을 알아보기 위해 여러 가지 검사를 시행했으나 별 다른 이상이 없어 심리적인 원인으로 추정되었다. 배우자와의 사이에도 그럴만한 갈등이 없었다.

부부관계의 횟수를 묻다가 아내와 떨어져 생활하는 주말부부라는 것을 알게 되었다. 그는 기껏해야 일주일에 한번 정도 아내와 성생활을 했다.

그러던 어느 날 지방 근무 1년 만에 심한 조루증이 생기게 되었다. 아내와 떨어져 있는 탓에 그는 끓어오르는 성욕을 주체하지 못하고 자위행위를 즐기고 있었다. 문제는 여기서 시작되었다. M씨는 자위행위를 할 때마다 배설을 위해 속전속결로 바로 음경을 발기시켜 자극한 후 1분 이내로 사정하고 자위행위를 끝내버리곤 했다.

이러한 생활을 계속하다가 실제 아내와 사랑을 나누려고 할 때 참지 못하고 빨리 사정이 되어버리는 것이었다. 그는 일시적으로 그렇겠지 하고는 몇 번 더 부부관계를 시도해 보았으나 마찬가지로 사정은 급작스럽게 빨리 이뤄졌다. M씨의 문제는 바로 속전속결로 즐기던 자위행위로 인해 조루증이 생겼던 것이다.

●●● 남성의 기능 중에서 빠르면 자존심을 구기는 것이 사정시간이다. 사정은 성적인 흥분이 고조되면 반사에 의해 정액이 힘차게 뿜어 나오는 현상이다. 사정은 성교의 극치감에 이어서 사정액을 체외로 힘차게 뿜어내는 현상으로 성교의 마지막 부분에 일어난다. 사정을 빨리 해버리면 이러한 현상이 본인도 모르는 사이에 행동적인 기억으로 자신에게 습득된다. 그래서 늦게 사정하려고 해도 잘되지 않고 사정시간이 빠른 조루증에 빠지게 된다. 그러므로 자위행위를 하려면 슬로 문화에 젖어 천천히 즐기면서 하는 것이 좋다. 그리고 죄의식을 느끼지 않고 자위행위도 일종의 욕구를 해소하는 하나의 성행위라고 생각하는 것이 바람직하다.

남녀간의 사랑에 슬로 문화는 반드시 필요하다. 슬로 문화를 통해 본인도 마음의 여유를 가질 수 있으며 또한 상대편을 배려하는 포용력을 겸비할 수 있어 좋지 않을까.

섹스로 섹스중독증 치유 안 된다

섹스중독증인 사람들은 대부분 섹스로 인해 망신을 당할지 알면서도 섹스의 유혹에 빠진다. 이런 사람들 가운데는 흔히 '변태'라고 불리는 성도착증의 상태로 악화되는 경우가 허다하기 때문에 섹스중독증의 치료는 더욱더 중요한 의미를 가진다.

성도착증은 강력한 성적 충동을 해결하기 위해 비정상적이고 비윤리적인 상상이나 행동을 지속적으로 하는 것을 말한다. 관음증이나 성적 가학 및

피학증 그리고 어린아이와 섹스를 하는 변태적인 행위 등이 성도착증에 해당된다고 할 수 있다. 이처럼 섹스중독증은 중독증 자체뿐만 아니라 그 파급 효과가 자신은 물론이거니와 주변 사람들까지 황폐하게 만들기 때문에 가볍게 보아선 안 되며 꾸준히 치료를 해야 한다.

●●● 우선 섹스 중독에서 벗어나기 위해 중독자 스스로가 특단의 노력을 해야 한다. 섹스중독증은 섹스를 통해 기분을 전환하려는 경우가 많다. 이로 인해 죄의식을 느끼게 되는 경우가 흔하며 이런 기분을 벗어나기 위해 또다시 섹스를 찾는 악순환이 이어진다. 그러므로 섹스를 통해 스트레스나 기분을 푸는 습관을 본인 스스로 멀리하는 노력이 필요하다.

섹스중독증 환자가 심리적으로 불안하거나 여성에 대해 적대감이나 동경심과 같은 특별한 감정이 있어 섹스에 집착하는 경우에는 상담을 통해 심적 안정을 찾는 것도 좋은 방법이다. 이때 심리적 안정제 등의 약물치료를 병행하면 효과를 높일 수 있다.

기질적인 원인이 있을 때는 그 원인을 제거해야 한다. '테스토스테론'이라고 불리는 남성호르몬은 여성이나 남성 모두의 성욕을 담당하는 유일한 호르몬이다. 바로 이 테스토스테론의 분비가 왕성해지면 성욕이 하늘을 찌르게 된다. 이런 경우는 테스토스테론의 분비를 감소시켜야 한다. 증세가 심할 경우에는 남성호르몬 자체를 차단하는 약물이나 여성호르몬을 투여해 남성으로서의 역할을 하지 못하게 해 섹스로부터 격리시키기도 한다.

●●● 섹스중독증에는 유독 남성호르몬만 관여하는 것은 아니다. '세로토닌'이라는 신경전달물질 역시 성욕과 성행위를 조절한다. 뇌혈관 속에 세로토닌이 감소하면 성적으로 흥분을 하고 성행위가 빈번해지며, 반대로 세로토닌이 증가되면 성욕을 잃어버린다고 알려져 있다. 세로토닌이 감소하면 우울증이 생기기 때문에 이 물질은 우울증의 원인이기도 하다.

때문에 우울증 환자에게 세로토닌을 증가시키는 약물을 투여해 우울증을 치료한다. 이때 세로토닌이 증가되면 우울증은 좋아지지만 성행위는 억압이 되어버리는 경우를 흔히 볼 수 있다. 이러한 연유로 성행위가 문란한 섹스중독증 환자에게 세로토닌을 증가시키는 약물을 사용하면 성욕과 성행위를 억제해 섹스중독증을 벗어나게 하기도 한다.

생활습관의 변화도 매우 중요한 치료법 중 하나이다. 취미생활이나 운동에 몰두하면 섹스의 집착에서 벗어날 수 있다. 운동은 스트레스 해소뿐만 아니라 심리적 안녕과 자신감을 찾기 위해 더없이 효과적인 방법이다.

●●● 섹스 중독자의 배우자 역할도 중요하다. 섹스 중독자를 병적으로 바라보지 말고 환자가 성관계를 요구하더라도 의도적으로 피하지 말고 받아주어 성관계 횟수를 늘리는 것도 좋다. 그러나 배우자의 노력은 일시적으로 그치는 경우가 많고 점차 우울증과 고립감에 시달리게 되며 결혼생활에 대한 절망감과 실패감 등을 느끼게 된다. 이때 배우자는 좌절하지 말고 현실을 직시해 섹스 중독자의 정상적인 회복을 위해 외부에 도움과 지원을

요청하는 것이 바람직하다. 심리상담이나 섹스 전문가를 찾아서 문제를 해결하는 지혜가 필요하다.

분위기 의존성은 기능 저하의 현상, 미연에 방지 가능

40대 중반의 Y씨는 컨디션이 좋지 않으면 영락없이 발기의 강직도가 떨어지고 부부관계 도중에 발기가 사그라지는 것을 경험했다. 그러나 분위기가 좋으면 자신도 감탄할 정도로 부부관계가 잘되기도 했다. 이와 비슷한 현상으로 아내와 성관계를 할 때는 발기곤란을 겪지만 외도를 할 때는 기능에 전혀 문제가 없는 남성들도 흔히 있다. 발기 이외에도 사정의 시간과 만족도 역시 분위기에 따라 많은 차이를 보인다.

분위기 의존성은 나이가 들면서 나타나는 기능 저하 현상의 하나이다. 그러나 대부분의 남성들은 분위기에 의한 기능 저하를 자연스러운 노화 현상으로 받아들이고 있다. 원인은 현대사회에 점점 증가하는 스트레스로 인한 경우가 많다. 그 외에 호르몬 감소, 비만, 심장질환, 고지혈증, 당뇨 등 기능 감소를 유발하는 다양한 요소들이 있다.

●●● 스트레스를 받으면 몸에서는 이를 대처하기 위해 스트레스 호르몬이 분비되며 교감신경의 활동이 증가된다. 스트레스가 지나치면 성호르몬의 분비가 떨어지고 활성화산소의 생성이 많아져 남성의 기능에 결정적으로 나쁜 영향을 끼친다. 그러므로 스트레스를 잘 대처하는 것이 중요하다.

스트레스를 해소하기 위해 어떤 생활태도를 가져야 할까. 우선 매사를 긍정적으로 보고 좋게 생각해야 한다. 스트레스의 원인을 찾고 자신에게 내재되어 있는 문제점을 찾는 것도 중요하다. 문제점이 파악되면 스스로 문제를 해결하도록 노력해야 한다.

상황이 여의치 않으면 빨리 체념하고 잊어버리는 지혜가 필요하다. 또한 스트레스를 주는 외부 요인을 긍정적으로 받아들이고, '위기에서 기회가 온다'는 생각으로 자신의 발전을 위한 계기로 삼는 것이 좋다. 스트레스를 주는 일에 대해 다른 사람과 상의하는 것도 자신의 마음을 조절하는 데 많은 도움이 되는데 이때 가장 최적의 상대가 배우자이다.

신체적으로 건강을 유지하면 스트레스를 쉽게 물리칠 수 있기 때문에 건전한 식생활과 운동은 매우 중요하다. 비타민제를 적당히 복용하는 것도 스트레스 해소에 유익하다.

나이가 들면서 발생하는 기능 감소는 노력 여하에 따라 그 정도를 최소화할 수 있다. 분위기 의존성의 현상을 경험하면 성 전문의를 통해 기능 감소를 유발하는 원인들을 점검하고 교정해야 한다. 그리고 본인 스스로 건강을 유지하도록 노력하는 것이 중요하다. 스트레스를 멀리하고 음주와 흡연을 삼가고 운동을 규칙적으로 해 건강을 유지해야 한다.

PART 6

80세에도
현역처럼
즐기는 노하우

어떻게 하면 갱년기에도 성생활을 즐길 수 있을까. 우선 성생활은 정년이 없이

아주 고령에도 가능하다는 것을 주지하고 받아들여야 한다.

'이제 나이도 들었으니 성생활은 끝이지…' 하는 생각만큼 어리석은 것은 없다.

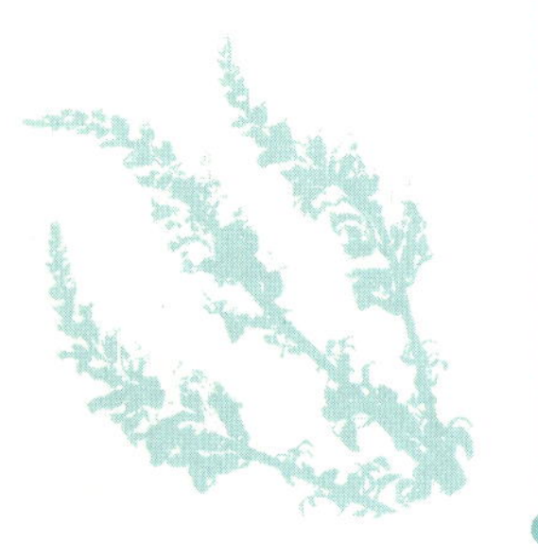

여성보다 더 무서운 남성의 갱년기

갱년기 때의 성

나이가 들면 성욕과 성행위가 줄어든다고 알려져 있다. 오래전부터 성은 노화에 따라 쇠퇴하는 대표적인 생물학적 현상이라고 믿어 왔지만 실제로 나이가 들면서도 가장 오래 남는 기능 중의 하나이다. 50세에서 100세까지 부부의 성생활에 대해 살펴본 보고서에 따르면, 당뇨병과 고혈압 등의 노인성 질환이 없는 경우 70세 노인들 중 70%에서 일주일에 한 번씩 부부관계를 할 정도로 왕성한 성생활을 규칙적으로 하고 있다.

물론 이러한 성교 횟수는 대상에 따라서 조금씩 차이가 있지만 나이가 많은 노년에서도 성생활이 가능하다는 것을 엿볼 수 있다.

갱년기에는 남성과 여성의 인체기능이 전반적으로 저하되는 점을 성생활 시 반드시 고려해야 한다. 또한 정신적으로 불안정한 것도 부정할 수 없는 것이 현실이다. 남성들 중 75세 이상에서 발기부전을 경험하며, 여성의 경우 폐경으로 인해 성을 멀리한다는 것이다. 갱년기 남성 성기능의 감퇴는 다음의 네 가지 양상으로 나타난다.

1) 음경의 강직도가 떨어진다

음경이 딱딱해지는 현상을 음경 강직도라고 한다. 음경 강직도가 떨어지는 것은 극히 정상적인 현상으로 개인마다 차이가 크다. 갱년기 남성은 건강을 잘 유지하면 늦은 나이까지 성교가 가능할 정도로 음경의 강직도가 유지된다는 것도 알아둘 필요가 있다.

2) 성적인 자극은 젊을 때보다 더 강하게 필요하다

성기능은 음경의 국소적인 기능도 중요하지만 심리적인 영향에 더 크게 좌우된다. 갱년기에는 이런 심리적인 상태에 따라 성기능이 더욱 심하게 영향을 받으므로 성교의 상대자나 주위 환경에 대한 심리적 부담이 적어야 한다. 또한 젊은층보다 갱년기 때 성적으로 흥분되기 위해 강한 성적 자극이 필요하며, 성기를 보다 강하게 자극해야 발기가 가능하고 원만하게 성교를 할 수 있다.

3) 발기가 유지되는 시간이 감소된다

갱년기에는 성교 중에 갑자기 음경의 힘이 빠지고 유지가 잘되지 않는 경우가 많다. 이는 전희나 성교를 오래할 때 잘 생기며 성기에 지속적인 성적 자극이 계속되면 방지할 수 있다. 갱년기에는 사정도 빨라진다.

4) 정신적인 긴장에 의해 발기되는 능력이 좌우된다

젊었을 때는 성적 자극을 받으면 심리 상태에 영향을 받지 않고 언제라도 성기가 딱딱해진다. 그러나 갱년기에는 심리적 불안에 의해 발기 상태가 영향을 많이 받는다. 심지어 심적 부담을 느끼면 정신적으로 스트레스를 받아서 발기부전이 초래되기도 한다. 이것은 긴장을 하면 부신에서 분비되는 스트레스 호르몬인 카테콜아민의 작용에 따른 결과라 할 수 있다.

구체적으로 갱년기 남성의 성반응을 살펴보자. 갱년기에는 청년기에 비해 성적 자극을 받은 후 반응하는 데 걸리는 시간이 길어진다. 청년에서는 발기가 유발되는 데까지 약 5~10초 정도가 걸리지만 60~70대는 청년의 3배 이상의 시간이 걸린다. 그리고 발기했을 때 음경이 복벽과 이루는 각도가 청년층이 30~50도 정도이나 60대 이후에는 110~135도가 될 정도로 약해진다. 발기가 지속되는 시간은 20~30대가 50분, 60~70대는 10분 이하로 줄어든다.

청년층은 극치감을 느낄 때 전구감이 있다가 2~3초 만에 사정하게 되며 이런 현상을 두 단계의 극치감이라 한다. 그러나 갱년기 때는 사정의 절박감이 없이 곧바로 쾌감을 느낀다. 또한 극치감을 느낄 때 힘차게 정액을 밖으로 뿜어내는 폭발력(배출력)도 나이가 들면서 점차 약해진다. 20~30대에는 사정으로 정액이 30~60㎝로 뿜어져 나오나 갱년기에는 고작해야 10~30㎝밖에 사출되지 않는다. 한번 사정한 뒤에 다시 발기가 되는 성교 능력 회복시간도 12~24시간 소요된다. 이는 음경에서 오는 노화 현상으로 음경의 조직이 탄력성을 잃어버리기 때문이다.

●●● 노화 과정에서 보편적으로 일어나는 현상들, 즉 순환계통과 신경계의 능력 감소, 근력 소실 등이 성기에도 영향을 줄 수 있다. 또한 갱년기에는 남성호르몬이 감소하며 상대적으로 여성호르몬은 증가하게 된다. 이와 같이 호르몬이 균형을 잃는 것과 동시에 남성호르몬의 감소가 노화 현상을 일으키는 주요 원인이 된다.

남성호르몬이 성기능에 필수적인 역할을 하는 것은 예전부터 잘 알려져 있는 사실이다. 성적으로 강한 노인들은 같은 나이의 보통 사람보다 혈중 남성호르몬의 양이 많다는 사실이 이를 뒷받침한다.

성기능을 원활하게 유지하기 위해서는 성기능에 필요한 인체의 물질이 중요하다. 그러나 이와 함께 성기능에 영향을 끼치는 또 다른 중요한 요소가 있다. 주위 환경과 성교 상대에 의해 좌우되는 심리적 영향이 바로 그것이다. 갱년기가 되면 개인에 따라 차이가 나지만 거의 모든 사람에게서 신체의 변화가 나타나며, 이로 이해 가벼운 우울증이 생기며 정신적으로도 나

약해진다. 어떤 경우에는 이러한 심리적인 요인이 다른 원인보다 더 심각하게 성기능을 떨어뜨린다.

　성적인 욕구와 성행위 능력은 각 개인에 있어서 젊은 시절 성적 행위의 습관과 건강 그리고 상대 여자의 건강에 좌우되는 경우가 많으며 여러 가지 약물의 남용과 고혈압 등의 질환에 의해 일어날 수 있다. 이러한 호르몬 이외의 요소에 의해 성기능이 좌우되는 현상은 갱년기에 접어든 남자에게 뚜렷하게 나타난다. 그러므로 갱년기 남자는 호르몬의 상태도 중요하지만 나이에 따른 정신적·사회적·육체적 건강 또한 중요하다는 것을 항상 주지해야 한다.

원만한 갱년기의 부부생활을 위해

　남성, 여성 모두에게서 성에 대한 기능은 남아 있으나 실제의 성행위에서는 능력이 떨어지며 주위의 영향을 많이 받게 되는 것이 특징이라고 할 수 있다. 여성과 남성을 비교하면 음경이 발기되어야 구실을 할 수 있는 능동적인 역할을 하는 남성의 경우가, 성행위에서 수동적인 자세를 취하는 여성보다 문제를 더 일으킨다고 할 수 있다. 남성이 문제가 있는 경우에는 여성의 묵인과 이해 아래 성행위를 하지 않아도 별 문제 없이 지내는 경우를 갱년기에서 흔히 볼 수 있다.

　그러나 남편은 왕성한 성행위를 원하는데 반해 여성이 폐경에 의한 성교 통증으로 남편을 거부하는 경우는 조금 다르다. 옛 조상들의 관습이 나이가 든 남자가 젊은 여자를 후처로 들이는 것도 이런 연유이다. 부인의 허락 아래 남성이 성적인 욕망을 해결했던 것이다. 그러나 현대에는 일부다처의 관습은 허용되지 않고 부부가 서로를 이해하며 관리를 잘해 서로에게 만족을 주는 건전한 성생활을 해야 한다. 부부가 노력하면 노년까지 서로 사랑을 나누는 성생활은 충분히 즐길 수 있다.

●●● 어떻게 하면 갱년기에도 성생활을 즐길 수 있을까. 우선 성생활은 정년이 없이 아주 고령에도 가능하다는 것을 주지하고 받아들여야 한다. '이제 나이도 들었으니 성생활은 끝이지…' 하는 생각만큼 어리석은 것은 없다.

둘째, 부부가 서로를 감싸주는 마음이 특히 필요하다. 여성이든 남성이든 나이가 들면 심리적으로 약해지면서 주위의 영향을 받는다. 남성은 아내의 핀잔에 쉽게 고개 숙이고 남성으로서의 역할을 못하게 된다. 여성도 남편의 일방적인 성교 요구에 점점 부담을 느끼고 성을 회피하게 된다. 육체적으로 어쩔 수 없이 필연적으로 다가오는 인체의 기능 감소를 서로 이해하고 격려하면 또 다른 부부의 화합을 동반한 성생활이 가능하다.

셋째, 서로가 이상을 발견하면 바로 전문가를 찾아야 한다. 전문가를 통해 의외로 쉽게 해결책을 찾아 도움을 받을 수 있다. 전문가를 늦게 찾으면 젊었을 때보다 치료되기 어렵고 악순환을 거듭하기 때문이다. 그리고 갱년기 때 흔히 동반되는 성인병과 복용하기 쉬운 여러 가지 약제들을 전문가와 상의하고 안내를 받는 것이 건강을 지키며 장수할 수 있는 지름길이다.

넷째, 성기능장애의 치료는 최근 10년간 괄목할 정도로 발전했다. 성기능장애에 대한 치료법은 갱년기의 원활한 성생활을 위해 많은 도움을 주고 있다. 그러므로 이러한 최신 치료법을 과감히 수용할 수 있는 자세가 필요하다.

남성의 심한 피곤함과 무력증

여성이 보기에 남성들은 항상 씩씩하고 활기에 넘칠 것이라고 기대한다. 이런 남성과 여성의 차이가 남성의 이미지를 규정하는 사회적 통념일 것이다. 그러나 이런 남성의 사회적 이미지와 동떨어진 채 혼자서 전전긍긍하는 남성들이 상당히 많다.

40대 후반의 금융기관 지점장인 H씨. 1년 전부터 피곤하면서 의욕이 없어지다가 어느 날 갑자기 심한 무기력증에 빠지기 시작했다. 온몸의 힘이 빠지면서 어깨가 묵직하고, 만사가 귀찮아지면서 대인관계도 점차 힘들어졌다. 평소 술을 좋아하던 그는 모 대학병원을 찾아서 간장에 대한 검사를 비롯해 정밀검사를 받았으나 모두 정상이었다. 그러나 짜증이 늘고 무기력증이 더 심해진 H씨는 직장생활을 더 이상 하기 어렵다는 자괴감까지 들어 여기저기 수소문해 남성 갱년기 클리닉을 찾게 되었다.

●●● 직장 남성에서 흔히 볼 수 있는 원인 모를 피곤함과 기능 저하는

남성 갱년기 증상으로 생길 수 있다. 다른 질환이나 신체에 특별한 이상이 없지만 심한 피곤함이나 무력증, 정서 불안을 느낄 때는 그 원인 중의 하나가 갱년기인 것이다. H씨의 불편은 갱년기에 대한 진단과 치료를 통해 규명하고 해결할 수 있었다. 그런데 그는 일반적인 진단방법으로 H씨는 애꿎은 비용을 지출했고 마음고생만 하며 여기저기 전전했던 것이다.

그동안 소외되었던 남성 갱년기에 대한 진단과 치료는 세계보건기구의 과제로 선정되어 1996년 이후 많은 발전을 했다. 갱년기를 겪는 남성을 위해 필요한 분야를 다루기 시작한 것이다.

H씨는 갱년기의 진단을 위해 정확하고 합리적인 검사를 했고 남성호르몬이 2.5로 정상 수치보다 부족한 것을 알게 되었다. 문제의 원인이 발견된 셈. 호르몬 요법을 포함한 전반적인 갱년기 치료를 하고, 자신을 괴롭혔던 불편함을 해소해 활기차게 직장생활을 할 수 있었다.

남성에서 피곤함과 무력증이 있으면 갱년기라는 생각을 한번씩 해보는 것도 정확한 원인을 찾는 데 도움이 된다.

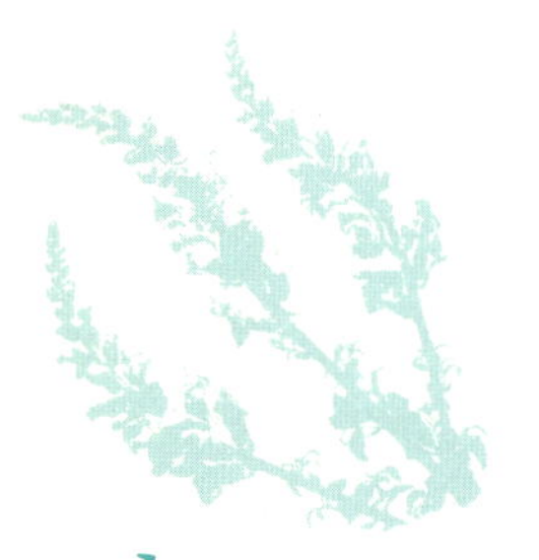

천수까지 만족할만한 성생활을 하려면

어느 할머니의 행복한 고민

"선생님, 우리 영감을 좀 어떻게 해 주세요. 밤마다 정말 죽겠어요. 다른 여자를 넘볼 때는 밉기도 하고요. 제발 남편의 성욕을 떨어뜨려 주세요."

아담한 체구에 이목구비가 곱상하게 생긴 할머니가 막무가내로 요구한다. 얼굴에 세월의 흔적이 있었지만 젊었을 때 꽤나 남자들을 사로잡았을 것 같은 외모였다.

대개 성상담을 위해 오는 환자는 중년의 나이가 많다. 그런데 머리가 하얗게 센 할머니가 들어오기에 의아해하면서 할머니의 얘기에 귀를 기울였다. 할머니는 그동안 무척 시달려온 듯 서슴없이 그간 괴로웠던 사연을 털어놓았다.

남편은 70대 후반의 나이로 남달리 정력이 강해 밤낮없이 성관계를 요구를 하는 게 할머니의 행복한(?) 고민이었다. 할아버지는 무릎 수술의 후유증으로 거동이 불편한 상태임에도 불구하고 성관계를 갖지 못하면 영락없이 아랫도리에 손을 갖다 대며 안절부절못했다.

게다가 한술 더 떠 기분을 풀지 못하면 계속 다른 여자에게 눈을 돌리기도 한다는 것이다. 속을 뒤집어 놓는 할아버지의 곁눈질을 견디다 못해 어쩌다 성관계에 응해 주면 아래가 찢어질 듯 아파 견딜 수 없으니 남편을 잠잠히 재워 달라는 것이다.

●●● 나이가 든 분들의 고민은 기능이 쇠퇴해 그에 대한 불평이 대부분이지만, 이 할머니는 어찌 생각하면 행복에 겨운 고민이었다. '30년 후에 나도 저럴 수 있을까' 하는 생각에 은근히 마음 한구석에서 부러움을 느꼈다.

할머니의 이목구비와 애교스러운 자태가 젊었을 때 꽤 매력적이었으리라 짐작됐다. 그러니 할아버지께선 밤낮으로 아내를 끼고 살았을 테고, 젊었을 때의 즐거웠던 성생활의 버릇이 팔십의 나이에도 남아 있어 그러는 게 아닐까 싶었다.

"할머니, 할아버지의 요구에 응해 성관계를 가지세요." 그러곤 아연실색

하는 할머니에게 "할머니도 젊은 사람 못지않게 사랑을 나눌 수 있어요."
라는 얘기를 덧붙였다.

그 후 할머니는 성관계 때 통증을 줄이기 위해 여자의 질을 부드럽게 하
는 젤리를 사용하는 노력을 했고, 할아버지의 곁눈질은 사라졌다.

흔히 성(性)은 나이가 들면서 쇠퇴하는 첫 생물학적인 현상이라고 생각하
지만, 천만의 말씀이다. 오히려 노화에 따라 감소하는 여러 능력 중에서도
가장 오래 남는 기능의 하나이다. 물론 나이가 들면 성기능이 다소 떨어지
긴 하지만 성 파트너와 조화를 잘 이루면 노화는 성생활을 영위하는 데 전
혀 지장을 주지 않는다. 최소한의 요건만 갖춘다면 99세까지 성의 즐거움
을 누리는 게 가능하다는 것이다.

섹스에는 정년이 없다. 99세 때의 만족한 성생활을 상상하면서 그때를 위
해 정신과 신체의 건강을 지키는 게 장수를 누릴 수 있는 비결이 아닐까.

나이 들면 매사에 조심하세요

"저, 제가 선생님을 찾아온 것은… 이상하게 페니스가 전혀 반응을 하지
않아요. 몸 컨디션은 아주 좋은데도 말입니다."

50대 멋쟁이 신사가 머뭇거리면서 조심스럽게 진료실 문을 열었다. 그는
건장한 체력에 말쑥한 옷차림이었지만, 고민거리가 있는 풀 죽은 모습으로
어렵사리 말문을 열었다.

제조업의 관리직인 52세의 K씨는 일주일에 세 차례씩 아내와 정을 나

누면서 스트레스를 푸는 쓸 만한 정력을 가지고 있었다. 하지만 지금은 달랐다.

"혹시 요사이 몸이 좋지 않다거나 특별히 약을 드시는 게 있습니까?" K씨가 중년이라는 것을 고려해서 물었다.

"요사이 혈압약을 먹고 있습니다. 직장일도 잘되지 않아 신경을 썼더니 혈압이 올라가서요. 그런데 그건 왜…?" 그는 곰곰이 생각하다가 아무렇지도 않은 듯 얘기했다.

"바로 그게 원인입니다. 흔히 중년에는 본인도 모르는 사이 신체에 이상이 쉽게 생기고 약물 남용도 많지요. 이제는 옛날 같지 않으니 매사에 조심하셔야 합니다."

무심코 먹었던 혈압약이 남성 기능을 저하시킬 줄이야…. 어리둥절해하는 그에게 혈압약을 바꿔 복용하라고 권유했다. 그 후 K씨는 예전처럼 만족한 성생활을 다시 할 수 있었고 남자로서의 자신감을 회복, 사업과 가정의 평온을 되찾게 됐다.

●●● K씨처럼 성기능은 인간의 여러 가지 기능 가운데 가장 예민하게 몸의 상태를 반영한다. 따라서 나이가 들면 신체기능이 전반적으로 떨어지고 정신적으로 연약해져 주위 환경에 의해 마음의 상처를 쉽게 받는다. 성기능도 젊었을 때와는 달리 약해지는 것이 자연스러운 현상이다. 특히 수면제 등 여러 가지 약물에 노출되는 경우가 많은 노년층에선 더욱더 그러하다.

그렇다면 천수까지 만족할 만한 성생활을 누리기 위한 방법은 없을까. 이를 위해선 중년부터 매사에 조심해야 한다. 무리가 따르는 일은 될 수 있는 대로 멀리하면서 파트너와 원만한 관계를 갖는 것이다.

그러기 위해선 섹스 상대의 협조가 필요하다. 분위기 조성을 위해 좀더 섹시한 옷과 행동으로 남자를 대한다든지, 남성의 기능을 원활히 발휘하기 위해 여자는 오럴 섹스를 한다든지, 성교 자세를 선정적으로 취해 좀더 자극적인 분위기를 만든다든지 여러 방법을 시도해 본다.

그러나 무엇보다 중요한 것은 신체적 · 정신적 건강이다. 평소 운동과 정기검진으로 성인병을 예방하고, 이미 걸린 경우에는 성기능에 지장을 주지 않는 적절한 치료를 해야 한다.

그리고 정신적 건강을 위해 스스로 젊은 기분에 젖어들 수 있도록 분위기를 바꿔 보거나 과감히 노력하는 것도 좋다. 빨간색 넥타이를 곁들인 최신 유행의 양복으로 꾸며 보거나, 젊고 발랄한 직원들과 소주방에서 신세대라고 자처하는 친구들의 얘기를 들으면서 칵테일을 한잔한 뒤 2차로 노래방에서 이효리와 비의 노래를 멋지게 불러 보는 것은 어떨까.

권태기의 성(性), 그럴수록 정기적으로 '관계' 하라

"도저히 부부관계에 자신이 없습니다. 집사람과 성관계를 가지면 사이가 좋아질 것 같아 성관계를 시도했습니다. 그러나 도중에 힘이 사라져 곤욕을 치렀습니다. 아내와의 잠자리가 무섭습니다."

용역업체에서 관리직으로 일하는 30대 중반의 P씨는 1년 전부터 아내에 대한 관심이 뚝 떨어졌다. 권태기라는 생각이 든 그는 성관계를 통해 권태기를 극복하고자 했다. 그런데 성관계 도중에 남성이 흐물흐물해져 중도 하차하고 말았다. 다음날 용기를 내어 다시 성관계를 시도했지만 결과는 마찬가지였다.

● ● ● 각종 조사결과를 분석해 보면, 우리나라 부부들은 결혼생활 3년을 고비로 권태기를 맞게 된다고 한다. 권태기 부부의 불륜을 다루었던 TV 드라마 '앞집 여자' 는 첫 방송부터 평균 시청률 18~20%를 기록할 정도로 인기가 있었다. 이는 권태기가 그만큼 우리 사회에서 심각함을 의미한다.

특히 중년에 접어든 부부는 더 쉽게 권태기에 시달릴 수 있다. 결혼생활을 오래 하다 보면 자신도 모르게 삶이 무의미하게 느껴지고 배우자에 대한 신선함은 없어지며 쉽게 짜증을 내게 된다. 이런 권태기를 극복하기 위해서는 다양한 생활의 지혜가 필요하다.

우선 자신의 변화를 통해 상대가 새로운 분위기를 느끼게 해야 한다. 외모에 변화를 주는 것도 하나의 방법이 된다. 여자의 경우 가끔 야한 이미지를 연출하는 것이 남편에게 신선한 충격을 주기도 한다.

이밖에 꽃을 선물하거나 연애시절 분위기를 연출하는 것, 부부가 함께 즐겁고 짜릿한 경험을 하는 것 등도 도움이 된다. 즉, 상대의 기분에 대한 세심한 배려가 필요하다는 얘기다.

●●● 더 중요한 것은 성생활이다. 권태기에 접어들면 부부간 성에 대한 쾌감이 떨어져 부부관계를 멀리하게 되고 결과적으로 권태감을 심화시키게 된다. 이 때문에 배우자가 아닌 다른 이성을 찾아 나서는 경우도 드물지 않다. 반대로 부부간의 육체적 사랑에 대한 기대감과 흥분을 꾸준히 유지하면 권태기를 쉽게 극복할 수도 있다.

권태기 극복에 도움이 되는 성생활에는 어떤 것이 필요할까. 먼저 성관계의 기법을 바꾸려는 노력이 필요하다. 부부생활을 오래 하다 보면 서로의 육체에 어느 정도 흥미가 떨어지는 것은 어쩔 수 없다. 이럴 때에는 서로의 알몸을 전부 드러내지 않고 약간 가린 채 성관계를 하면 평상시와 다른 분위기를 느끼게 해 상대의 성감을 자극할 수 있다.

●●● 평소에 자극을 받지 않는 곳을 서로 자극해 주는 것도 새로운 쾌감을 느낄 수 있게 해 준다. 배와 배꼽 그리고 허리 부분까지 부드럽게 마사지를 해주는 것이 좋으며 오럴 섹스도 한 가지 방법이 된다. 허벅지, 엉덩이 그리고 등도 좋은 자극의 대상이 될 수 있다. 야한 잡지를 통해 봤던 다양한 체위들을 실습해 보는 것도 괜찮은 방법이 될 수 있다.

여성 성감대로 알려진 G스폿을 부드럽게 자극하는 방법도 권유할 만하다. 섹스를 요구할 때에도 상대의 감정을 건드리지 말고 저속하지 않게 하는 것이 좋다. "안고 싶어. 사랑하고 싶어. 당신과 하나가 되고 싶어" 등은 비교적 무난한 표현들일 것이다.

●●● 평상시와 다른 분위기의 성관계를 통해 권태기를 극복하고자 노력해도 복병은 있다. 바로 성기능 이상이다. 권태기 남녀는 배우자에게서는 성적 자극을 쉽게 받지 않아 클라이맥스에 잘 도달하지 못한다. 더구나 40대에 들어서면 성기능이 떨어져서 더 큰 곤란을 겪게 된다. 성관계 도중에 그냥 남성이 사그라져 곤욕을 치르는 일도 흔히 생긴다. 여성의 경우 불감증을 겪기도 한다.

이때는 성욕 저하나 성기능장애를 유발할 수 있는 원인을 찾아 치료를 받아야 한다. 그렇지 않을 경우 성관계를 더 기피하게 돼 결국 파경을 맞을 수도 있다. 배우자가 권태기에 접어들었거나 자신이 그렇다고 생각되면 정기적인 성관계를 가지도록 각별히 노력해야 하는 이유가 바로 여기에 있다.

99세까지 88하게 하려면

99세까지 88하게 성생활을 영위하기 위해서는 우선 건강한 신체를 지속적으로 유지해야 한다. 성기능은 전반적인 건강을 대변하는 지표이기 때문이다. 건강을 유지하기 위해서 건전한 생활습관을 가지는 것이 중요하다. 생활습관이 건전하면 성인병이 예방되고 스트레스에서 벗어날 수 있다.

또한 음경을 꾸준히 운동시켜야 한다. 음경을 운동시키는 여러 가지 방법 중에서 가장 효과적이면서 쉽게 할 수 있는 것이 음경을 발기시키는 것이다. 음경이 발기되면 발기의 메커니즘이 살아나게 된다. 발기가 되면 산소가 풍부한 피가 음경으로 들어오게 되고 산화질소라는 신경전달물질이 왕성하게 분비된다. 신경전달물질이 왕성하게 분비되면 그 자체가 분비 기능을 그만큼 더 왕성하게 한다. 그러므로 99세까지 88하게 성생활을 영위하기 위해서는 정기적으로 성적 자극을 주어 발기를 시켜야 한다.

●●● 몇 개월간 성생활을 하지 않을 경우 발기가 약해지는 현상은 갱년기에 들어서면 더 심해진다. 그러므로 특히 50대 이후에는 가능한 한 정기적인 성관계를 가져야 한다. 미국에서 시행된 연구에서도 같은 결론을 내리고 있다. 60세에서 80세 사이의 미국인 남성을 대상으로 조사한 연구에서도 젊었을 때부터 꾸준히 지속적인 성생활을 한 남성들은 노년에 왕성한 성생활이 가능하다는 것이 입증됐다.

doctor's advice

99세까지 88하게 성생활을 유지하는 십계명

01 건전한 생활습관을 통해 건강한 신체를 유지한다.
02 고혈압, 당뇨병, 심장병(심혈관질환), 고지혈증, 비만 등의 성인병을 예방하고 관리한다.
03 야채와 과일을 많이 섭취하며 음식의 양을 기존의 70%로 줄인다.
04 과음을 하지 말고 담배를 끊는다.
05 숙면을 취할 수 있도록 한다.
06 매사를 긍정적으로 보며 스트레스에서 스스로 벗어난다.
07 40분 이상의 속보를 주 5회 정도 하고 근력 운동을 주 3회 이상 한다.
08 복용하는 약을 줄이며 전문가가 권하지 않는 약은 멀리한다.
09 규칙적인 성생활을 한다. 적당한 자위도 도움이 된다.
10 평소에 꾸준히 골반근육 운동, 온수 좌욕을 하며 소변을 오래 참는 것과 꼭 끼는 옷은 피한다.

음경을 원활하게 운동시키기 위해서는 잠을 푹 자는 것도 매우 중요하다. 발기는 성적 자극으로 인한 음경의 발기와 잠을 잘 때 본인도 모르게 되는 발기의 두 가지 종류가 있다. 잠을 자는 중에 음경은 자연적으로 5~6회씩 발기를 한다.

수면 중에 성적 자극이 없이 음경이 발기하는 것을 '야간음경발기' 라고 한다. 이때 음경에 신선한 동맥피가 공급되므로 숙면을 하면 야간음경발기가 잘되고 음경의 운동도 좋아진다. 그러므로 99세까지 88하게 성생활을 유지하기 위해서는 숙면을 하는 습관을 갖는 것이 필요하다.

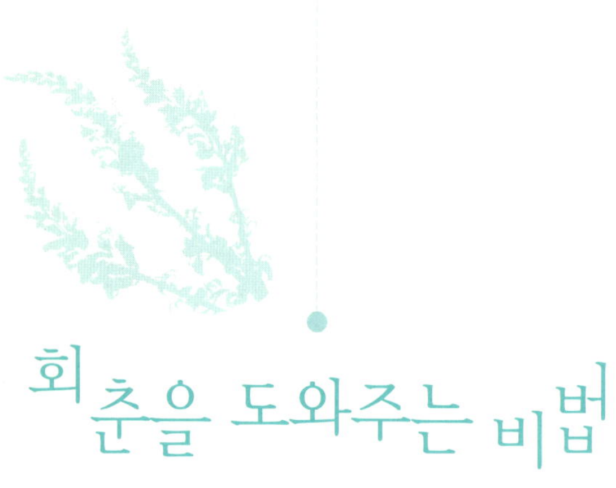

회춘을 도와주는 비법

정력감퇴의 원인과 해결방법

정력(精力)의 사전적 풀이는 '심신의 활동력, 남자의 성적 능력'이며 이런 두 가지의 의미가 같이 혼용되어 쓰인다. 성적 정력 감퇴는 섹스를 하고 싶은 생각이 없는 성욕 저하와 발기가 만족스럽지 못한 음경의 강직도 저하로 나눌 수 있다.

남성은 대개 40대부터 정력 감퇴가 시작된다는 것이 정설로 받아들여진다. 정력이 약해지면 만사에 자신감이 떨어지고 섹스를 피하게 된다. 그러다 보면 발기에도 지장이 와서 결국은 '고개 숙인 남자'가 된다. 정력 감퇴로 인해 섹스의 횟수가 줄어드는 것이 반드시 심각한 문제는 아니다. 부부가 서로 만족한 상태라면 아무런 문제가 되지 않는다. 그러나 신체의 이상으로 인해 성욕 감퇴가 올 수도 있으므로 한번쯤 정력 감퇴의 이유를 살펴보아야 한다.

●●● 첫째, 생활습관에 의해 정력 감퇴가 올 수도 있는데 운동 부족, 과음, 흡연, 과도한 스트레스, 섹스를 하지 않는 생활 등이 요인으로 작용한다.

스트레스는 정력 저하와 밀접하게 연관되어 있다. 성욕이 떨어지는 가장 흔한 원인은 피곤함이다. 요즘은 맞벌이를 하는 부부가 많다. 남편은 지쳐 있고 아내 역시 힘들어 하는 것이 현재 우리나라 부부들의 실정이다. 직장의 업무, 사회적 대인관계를 유지해야 하는 노력 등이 모두 스트레스로 작용을 한다.

스트레스를 많이 받게 되면 몸 안에서 여러 가지 반응이 일어나게 된다. 활성산소가 발생되어 세포에 손상을 주며 단백질, 비타민, 미네랄 등 여러 가지 영양이 소모된다. 그리하여 혈관 내피세포나 유전자를 손상시키고 결국 심혈관질환이나 암 같은 병의 원인이 된다. 스트레스를 받으면 호르몬의 균형도 깨진다. 스트레스 호르몬인 코티솔 분비가 증가해 혈관이 수축하고 긴장하게 된다. 뿐만 아니라 체내 호르몬 조절기전에 영향을 줘 성욕을 저하시키고 성기능을 떨어뜨린다.

과음을 하면 성기능이 떨어지고 성욕이 감퇴한다. 국내 한 의료진은 알코올이 남성호르몬을 분비하는 레이디히 세포에 손상을 주면서 정력 감퇴를 일으킨다고 보고했다. 이처럼 술은 간세포에 부담을 주듯이 음경의 해면체에도 세포의 대사를 조절하는 유전자를 마비시켜 음경에 독으로 작용한다. 또한 술은 남성호르몬의 분비를 감소시켜 성욕을 떨어뜨린다.

담배도 마찬가지다. 유럽 연합은 몇 년 전 담뱃갑에 '흡연은 음경의 혈액 유입량을 감소시켜 발기부전을 유발할 수 있다'는 내용의 문구를 집어넣기로 결정했다고 발표한 바 있다. 이처럼 담배의 성분인 니코틴은 혈관 수축 작용을 한다. 음경에서도 마찬가지로 음경 동맥을 수축시켜 신경전달물질의 분비를 억압한다. 이런 현상이 지속되면 발기부전이 오게 된다.

섹스를 하지 않으면 정력이 그만큼 감퇴된다. '용불용설'이 대표적으로 들어맞는 상황이다. 우리 신체의 모든 기능이 그렇듯 성기능도 사용하지 않으면 퇴화한다. 이를 극복하기 위해서는 자신에 맞는 적절한 횟수의 성교를 지속해야 한다. 만약 여의치 않으면 자위행위라도 해 음경을 운동시켜야 한다.

●●● 둘째, 여러 가지 질환에 의해 정력 감퇴가 올 수 있다. 만성 질환인 비만, 고지혈증, 당뇨, 고혈압, 심혈관질환, 간질환, 신장질환 등이 있으면 정력 감퇴가 오게 된다. 그 외에 전립선질환이나 우울증, 호르몬의 감소를 초래하는 질환(고환 이상, 뇌하수체 종양, 호르몬 이상 등)이 있으면 정력이 감퇴된다.

남성에게 성욕을 느끼게 하는 물질이 바로 남성호르몬이다. 사춘기 때 키를 크게 하는 호르몬인 성장호르몬도 남성의 정력과 관계가 있다. 이 호르몬이 세포의 대사를 활발하게 유지하기 때문이다. 성장호르몬은 세포의 활성화를 통해 성욕을 증가시키고 발기의 강도도 좋게 한다.

성호르몬의 일종인 DHEA는 그 자체가 정력을 유지하는 데 필요할 뿐 아니라 DHEA가 소화된 뒤 나오는 대사물질이 성호르몬으로서 정력을 증강시킨다. 이런 호르몬이 인체 내에서 부족하면 당연한 결과로 정력이 감퇴된다. 갑자기 성욕이 감퇴되면 반드시 성 전문가를 찾아 호르몬의 농도를 살펴야 한다.

● ● ● 셋째, 복용하는 여러 가지 약제에 의해 정력 감퇴가 올 수 있다. 일상생활에서 흔히 복용하는 감기약이나 위장약과 같은 모든 종류의 약들이 성기능을 감퇴시킬 수 있다. 대표적인 것으로는 항우울제, 고혈압약 그리고 위장약 중의 일부가 해당된다.

마지막으로 나이 자체가 원인이 된다. 나이가 들면 전반적으로 인체기능이 떨어지게 되고 성기능도 마찬가지로 저하된다. 이런 자연스러운 정력 감퇴도 위에서 열거한 여러 가지 요소를 없애면 정력 감퇴의 정도를 최소화할 수 있어 99세까지 88하게 정력적인 남성으로 남을 수 있다.

● ● ● 어떻게 하면 정력 감퇴를 벗어날 수 있을까? 정력 감퇴의 원인이

내재되어 있을 때는 그 원인을 반드시 제거하고 교정해야 한다. 무엇보다도 건전한 생활습관이 중요하다. 규칙적인 운동, 적당한 양의 음주, 충분한 수면, 금연은 기본적으로 지켜야 정력 감퇴를 막을 수 있다. 음식도 남성들의 정력 유지에 필요하다. 그러나 좋다는 음식을 너무 가려 먹다 보면 그 자체가 스트레스가 될 수 있다. 그러므로 적당량의 식사와 함께 균형 있는 음식을 취하면 충분하다.

나이가 들면서 정력이 차츰 떨어지는 것은 자연스런 현상이다. 위에서 언급한 여러 가지 요소를 극복하면 어쩔 수 없이 오는 정력 감퇴는 줄일 수 있다. 실제 생활에서 이러한 생활을 유지하기는 어려울 수도 있다. 그러나 심신의 건강이 정력 감퇴를 벗어날 수 있는 지름길이라는 사실을 염두에 두고 꾸준히 노력을 하는 것이 필요하다.

성기능을 향상시키는 골반근육 운동

성기능을 향상시키는 데 골반근육 운동이 효과가 있다는 연구 결과가 보고되어 관심을 끌고 있다. 이 방법은 가장 부담 없이 처음으로 시행할 수 있기 때문이다.

골반근육 운동이 성기능에 미치는 영향을 알아보기 위해 발기가 어떻게 일어나며 어떻게 유지되는지 알아보자.

시각이나 접촉에 의한 성적 자극과 상상에 의한 정신적 자극을 받으면 신경전달물질이 신경을 타고 음경으로 도달한다. 음경은 이 신호를 받아서 혈관이 확장되며 음경 내의 근육이 팽창해 유입된 혈류가 음경에 고이게 되어 딱딱하게 발기된다. 이어서 음경 내로 들어온 혈류는 밖으로 빠지지 않고 지속적으로 음경에 머물러 있어야 음경의 강직도가 유지된다. 혈류가 잘 들어오지 못하면 발기가 잘 안 되며 혈류가 빠져버리면 음경이 성교 중간에 사그라지는 현상을 보이게 된다. 혈액이 빠져나가 발기가 사그라지는 것을 '정맥성 발기부전' 이라고 한다.

●●● 골반의 근육 중에서 음경의 발기에 관여하는 것은 좌골해면근육(ishoicavernous muscle)과 구해면체근육(bulbocavernous muscle)이다. 좌골해면근육은 골반뼈와 음경을 연결하고 있으며, 구해면체근육은 음경을 감싸고 있어 음경에 압력에 준다. 이 근육들은 항문에 힘을 줄 때 동시에 수축하는 근육으로 음경에서 혈액이 빠져나가는 것을 막아서 성기능에 도움을 준다고 알려져 있다. 다시 말하면 정맥성 발기부전에 유익하며 성교 도중에 음경이 사그라진 경험이 있는 남성은 이 근육들을 튼튼하게 하면 성기능에 도움을 줄 수 있다.

●●● 골반근육 운동을 환자에게 적용한 연구가 있었다. 1993년 영국에서 정맥성 성기능장애로 진단된 환자 150명을 대상으로 정맥수술과 골반근육 운동의 효과를 비교했다. 그 결과 수술이 결코 골반 운동보다 효율적이라는 판단을 내릴 수 없었다. 또한 42%의 환자가 골반근육 운동 치료에

만족했으며 수술이 필요 없다고 판단했다. 결론적으로 연구진들은 골반근육 운동이 혈관성 장애의 좋은 치료라고 보고했다

2000년 영국에서 골반근육을 운동시킴으로써 음경에서 피가 빠져나가 음경이 사그라지는 것을 방지한다고 보고했다. 골반근육 운동은 환자에게 가장 부담 없이 처음으로 시행할 수 있는 성기능장애의 치료법으로 혈관성 원인뿐만 아니라 다른 원인의 성기능장애에도 효과가 있다고 했다.

●●● 골반근육 운동의 방법은 매우 간단하다. 항문을 오므리면 수축하는 근육이 바로 골반근육이기 때문에 항문을 오므리는 것만으로 바로 골반근육 운동이 된다. 골반근육 운동의 빈도나 시간은 정확하게 연구되어 있지 않다. 그러나 보편적으로 5~10초간 수축을 하고 10초간 쉬는 방법이 효과적이라고 알려져 있다. 5초 동안의 수축이 힘든 경우에는 3초 정도로 줄여서 해도 도움이 된다. 숨을 들이마시고 멈출 때 수축하며, 내뱉을 때 근육을 풀어주면 보다 쉽게 근육 운동을 할 수 있다.

하루에 80~160회 정도 아침, 점심, 저녁으로 나누어 지속적으로 반복한다. 처음 시작할 때는 80회부터 시작해 익숙해지면 횟수를 늘려 간다.

몸도 마음도 건강하게! 회춘 비법

밑이 꼭 끼는 옷을 피한다_ 남성의 외부 생식기와 골반이 바깥에서 압박을 받으면 골반의 혈액순환이 떨어지고 전립선이 자극을 받게 된다. 그러면 소변이 잘 나오지 않게 되며 전립선이 악화되어 발기능력이 떨어지게 된다.

소변을 오래 참는 것은 피하는 것이 좋다_ 소변을 오래 참으면 방광근육의 기능이 떨어진다. 방광이 좋지 않으면 소변의 배출이 원활하지 못해 전립선염에 걸리기 쉽다. 전립선이 나쁘면 성기능이 떨어지므로 소변을 오래 참지 않도록 한다.

좌욕을 자주 한다_ 시간이 나는 대로 꾸준히 온수 좌욕을 하면 성기능에 도움이 된다. 좌욕은 앉아서 목욕하는 것으로 골반 특히 외부 생식기가 물에 잠기게 되므로 골반 전체와 생식기, 항문의 혈액순환이 모두 좋아진다. 그리고 항문과 골반 괄약근이 이완된다. 그러므로 좌욕은 전립선을 튼튼하게 만들며 성기능을 증진시킨다.

또한 외부 생식기를 청결하게 할 수 있어 질, 요도, 항문의 세균 감염과 염증을 예방하는 이점이 있다. 좌욕은 가정에서 쉽게 할 수 있는데 가장 편한 방법이 엉덩이를 물에 담그는 것이다.

이렇게 하면 생식기와 아래배가 자연스럽게 물에 잠기게 된다. 넓은 세숫대야에 물을 채운 후 낮은 의자 위에 올려놓고 궁둥이를 벌리면서 충분히 담근다. 따뜻한 목욕물 정도의 온도(36~40℃)를 유지하는 것이 좋으며, 중간에 물이 식으면 따뜻한 물을 보충해 준다. 물은 수도에서 나오는 온수를 사용해도 무방하다.

한 번 좌욕을 할 때 10~15분 정도 하는 것이 효과적이며 엉덩이를 담근 채 항문 괄약 운동을 하면 더욱 성기능 증진의 효과가 있다. 좌욕의 횟수는 가능한 한 많이 하는 것이 좋다. 그러나 현실적으로는 하루에 2번 이상 하기 어렵기 때문에 시간이 나는 대로 자주 하는 것을 권한다. 좌욕은 몸이 물에 담길 때 효과를 볼 수 있다.

단순히 샤워기로 생식기에 물을 뿌리거나 김을 쏘이면 그다지 효과가 없다. 깨끗이 하려는 의도에서 소금이나 살균제를 물에 타는 경우가 있는데 오히려 피부에 자극을 주어 좋지 않을 수 있다.

반신욕을 한다_ 욕조에 배꼽 부분까지만 담그고 가슴 위쪽은 물 밖으로 내놓는 방법으로 좌욕을 하기 불편한 경우에 대체방법으로 할 수 있는 목욕법이다. 좌욕과 반신욕이 다른 것은 좌욕을 할 때는 엉덩이만 물에 담그게 되지만 반신욕은 다리를 포함한 하반신 전부를 물 속에 넣게 된다. 그 외 목욕의 요령은 반신욕과 좌욕이 동일하다.

성 지식의 **허와** 실

20, 30대 환자들의 특징은 이상이 없음에도 불구하고 잘못된 의학 상식으로 인해 불안해하며 클리닉을 찾는 경우가 많다. 이러한 불안감은 잘못된 행동으로 이어져 결국은 기능 저하를 초래하므로 정확한 의학 지식을 아는 것은 매우 중요하다. 흔히 알려진 성 지식의 허와 실을 알아본다.

찬물로 목욕을 하면 강해진다?

냉수로 음경을 차게 하면 정력에 좋다고 해 음경에 냉수를 붓는 사람들을 종종 본다. 이러한 저온 요법이 발기의 생리를 증강시킨다는 아무런 증거는 없다. 오히려 심인성 발기부전이 올 수 있다.

남성은 성기가 커야 한다?

음경은 섹스를 할 때 가장 중요한 역할을 하는 기관이다. 여성의 질에서 가장 예민해 성교 때 주로 반응하는 부분은 질의 앞쪽 3분의 1이기 때문에 음경의 길이가 6cm 이상이면 별 문제 없이 여성의 민감한 부분을 자극할 수 있다. 또한 여성의 질은 신축성이 탁월해 음경의 굵기에 관계없이 잘 적응하고 포용한다. 그러므로 페니스의 크기는 별 중요한 의미를 갖지 않는다. 그보다 중요한 것은 서로 한 몸이 된다는 정신적 화합과 여성의 성감대가 얼마나 잘 자극이 되는가이다. 이와 비슷한 경우를 들면, 비질을 할 때 아무리 빗자루가 크다 해도 빗자루가 그냥 왔다

갔다만 하면 아무 소용이 없으며, 그런 큰 빗자루보다는 구석구석까지 잘 쓸어주는 작은 것이 진짜 확실한 빗자루인 것과 마찬가지라고 할 수 있다.

조조 발기가 없으면 성불구자?

인간은 생리적으로 야간에 깊은 잠에 빠졌을 때 발기가 5회 정도 저절로 이뤄진다. 이때 잠에서 깨어 음경이 발기된 것을 발견하는 것이 조조 발기이다. 순간포착이 안 되어 조조 발기를 발견하지 못하더라도 음경은 발기가 잘된다. 결론적으로 조조 발기가 있으면 좋고 없다 하더라도 걱정할 것은 아니다.

사정을 하지 않는 것이 좋으며 사정을 하면 빨리 기력이 쇠약해진다?

사정을 하면 세포의 능력이 왕성해져서 더욱더 기능이 살아난다. 반대로 사정을 자주 하면 조직의 기능이 상호 긴밀하게 연결되어 노폐물을 씻어내며 세포가 활성화된다.(본문 P177 참조)

발끝으로 서서 소변을 보면 정력이 좋아진다?

정력이 좋아지려면 발끝을 들고 소변을 봐야 한다고 믿어 왔다. 이 방법은 괄약근을 강화시킬 수 있고, 발이 정력과 밀접한 관계가 있기 때문에 발을 강화시켜야 한다는 것이다. 그러나 이러한 이론은 천만의 말씀이다.

발끝을 들고 소변을 보면 오히려 전립선에 좋지 않다. 전립선질환의 대표적 원인은 전립선 내에서 소변이 거꾸로 올라가는 역류 현상이다. 발끝을 들고 소변을 보면 소변 나오는 길에 저항이 생겨 소변의 역류가 쉽게 일어나기 때문에 전립선이 나빠져 오히려 성기능에 좋지 않다.

매일 아침 자전거를 타면 회음부가 단련되어 정력이 좋아진다?

자전거를 타면 남성의 회음부를 자극하여 정력에 좋다고 알려져 있다. 그러나 현실은 정반대. 자전거를 타면 발기부전이 생긴다는 연구 결과가 속속 발표되고 있다. 지나치게 자전거를 타면 골반이 긴장을 하고 혈액순환이 지장을 받게 되어 정력이 떨어질 수 있다.

식사 후의 낮잠은 정력 감퇴의 지름길?

점심식사 후 낮잠을 즐기는 남성들은 정력이 약하다고 알려져 있다. 식사를 한 후에 바로 자는 것은 비만의 원인이 될 수 있기 때문에 이러한 설이 입에 오르내릴 수 있다. 그러나 사실은 반대. 점심식사 후 잠깐 동안의 낮잠은 피곤을 줄여주기 때문에 오히려 정력에 도움이 된다. 특히 40대 이후 갱년기 남성이 야간에 숙면을 하지 못한 경우의 오수는 천만금이 될 수도 있다.

일생 동안 사정하는 사정액의 양이 정해져 있다?

남성들 사이에 흔히 오해하고 있는 믿음 중의 하나가 정액 양이 한정되어 있다는 것이다. 그러므로 일정한 횟수 이상으로 사정을 하게 되면 더 이상 정액이 나오지 않을 것이라고 걱정하며 사정액을 아껴야 한다고 생각한다. 그러나 이는 의학적으로 근거가 없는 얘기.

사람의 몸은 사용하면 할수록 더욱더 기능이 살아난다. 사정도 마찬가지다. 사정을 하면 할수록 사정액을 만들어내는 정낭과 전립선은 더욱더 왕성하게 사정액을 분비한다.

자위행위를 하면 키가 안 자란다?

자위행위와 키가 자라는 것과는 전혀 관계가 없는 문제이다. 자위행위를 한다고 키가 자라지 않는다는 얘기는 전혀 근거가 없다. 이는 자위행위에 대한 죄의식을 느끼는 사춘기 학생들의 단순한 생각이라고 할 수 있다.

생리할 때 섹스를 해도 된다?

남자들이 성욕을 참지 못하여 생리 중인 파트너와 성교를 해도 된다고 생각한다. 그러나 이것은 잘못된 생각. 생리할 때 섹스는 여성과 남성 모두를 위하여 금하는 것이 좋다.

생리 때는 여성의 질에 정상적으로 있는 세균들이 증식을 하게 된다. 이때는 남성들이 요도염에 걸릴 수 있기 때문에 생리 때는 가급적이면 섹스를 피하는 것이 좋다. 생리기간 중의 섹스는 여성에게도 나쁜 영향을 준다. 생리기간에는 질 주변이 약해진 상태이므로 성관계를 가질 경우 질의 염증을 일으키거나 질이 감염될 확률이 높아져 여성의 위생에 좋지 않은 영향을 미친다. 또한 여성이 성적 자극을 받으면 남성의 사정액이 쉽게 빠지지 않도록 질 안쪽이 부풀어 올라 생리 때 깨끗하지 못한 분비물이 빠져나가지 못하게 된다. 그러므로 생리 때는 성관계를 가급적 피하는 것이 좋다

정력에 도움이 **되는** 먹거리

복잡 다난한 현대사회의 과다한 업무와 각종 스트레스에 시달리는 남성들은 건강을 지킬 수 있는 효율적이고 간편한 방법이 필요하다. 하루 세 번 먹는 먹거리가 생활의 일부분으로 중요한 의미가 있다. 먹거리를 잘 챙기면 세끼 식사는 세상에서 가장 좋은 강장제가 될 수 있고, 불규칙적이며 한쪽으로 치우친 먹거리는 오히려 건강을 해치는 주범이 되기도 한다. 건강에 유익한 식품들을 꾸준히 먹으면 혈액순환이 좋아지고 호르몬 분비와 스태미나가 증진되어 정력이 좋아지는 효과가 있다.

그러나 음식을 먹을 때 조심해야 할 것이 있다. 음식으로 인해 오히려 스트레스를 받을 수 있다는 것이다. 음식은 제각기 건강에 미치는 영향이 모두 다르다. 좋은 음식을 골라서 먹어야 하며, 건강에 해로운 것은 피해야 한다. 그러다 보면 좋다는 음식을 따져 먹게 되고 매일 먹는 음식으로 인해 스트레스를 받게 된다. 이러한 폐해를 피하려면 필요한 몇 가지 음식만 염두에 두면서 본인이 좋아하는 음식을 먹되 음식의 양을 평소의 70% 정도로 줄여서 적게 먹도록 한다.

마늘 일본에서는 30년 전만 해도 한국 사람들이 마늘 냄새를 풍기면 일본 사람들은 손가락질을 하며 피해 다녔다. 마늘의 성분 중 '알리신'이라는 물질이 독특한 마늘 냄새의 주범이며 마늘의 주효능을 나타내는 물질이기도 하다. 마늘의 대표적 성분은 '알린'이라는 물질이다. 마늘의 조직이 손상되어 형태가 변하면 마늘에 있는 알린은 알리신으로 대사된다. 일본에서는 2000년 초반 마늘이 정력에 미치는 효과에 대해 연구를 했다. 일본의 연구자들은 먹기 좋게 처리과정을 거친 네 가지 종류의 마늘 식품을 정자 형성 능력이 없는 환자와 발기부전 환자에게 복용시켰다. 그 결과 마늘은 정자 형성에 도움이 된다는 결론을 얻었다.

마늘은 피로회복에 효과가 좋아 활력 증진에 많은 도움을 준다. 마늘의 주성분인 알리신이 비타민B1의 흡수를 좋게 하고 원기를 돋우며 정력 증강에 효과가 뛰어나다. 또한 나쁜 콜레스테롤인 LDL은 줄이고 좋은 콜레스테롤인 HDL을 높이며 혈압은 낮추기 때문에 혈액순환을 좋게 한다. 동맥경화증도 줄여 심장마비나 뇌졸중을 예방하는 효과도 있다.

이렇듯 마늘은 피로회복, 혈액순환 개선, 항산화 효과 등 여러 가지 효능이 서로 상승작용을 해 남성의 정력 증강에 뛰어난 효과를 낸다. 특히 마늘은 전립선을 건강하게 유지해 주는 효과가 있어 발기부전에도 좋다. 그러므로 40대 이후의 남성들은 마늘을 항상 가까이 두면서 섭취하는 것이 좋다.

양파 양파가 정력을 증강시키고 피로회복과 스태미나 증진에 좋을 뿐만 아니라 심장병 등 순환기질환 예방에 효과적이라는 사실은 이미 잘 알려져 있다. 양파의 여러 효능 중 가장 대표적인 효과는 순환기계통을 튼튼하게 해 혈액순환을 좋게 한다는 것이다. 양파에 들어 있는 '페쿠친' 이라는 물질은 콜레스테롤을 떨어뜨린다. 또한 껍질에 많은 케르세틴은 지방의 산화를 막고 콜레스테롤을 낮추어 혈액순환을 개선한다.

그 외에도 양파에는 비타민A, 비타민B1 등이 풍부해 피로회복, 활력 증진에 효과가 있다.

생강 특이한 향과 독특한 맛을 가진 생강은 소화기계에 작용해 식욕을 좋게 하고 소화를 돕는다. 생강 말린 것을 '건강' 이라 하는데, 동의보감에 '심기를 통하고 양기를 돋우며 오장육부의 차가운 기운을 제거하는 효과가 있다' 고 기술되어 있다. 이렇듯 생강을 꾸준히 먹으면 혈액 순환이 좋아지고 정력도 향상된다고 알려져 있다. 생강은 마늘과 함께 섭취하면 정력 증강의 효과가 더 좋아진다.

부추 부추는 인삼, 녹용 못지않은 영양소를 지녀 정력 증강에 효과가 있는 음식으로 사랑받고 있다. 부추는 양기를 돋워 주는 식품으로 '기양초(起陽草)' 라고 불리기도 한다. '양기를 일으켜 세우는 풀' 이라는 뜻이다. 본초강목에는 '부추는 온신고정(溫腎固精)에 효과가 있다' 고 기록되어 있다. 몸을 따뜻하게 하고 비뇨생식기 기능을 높여준다는 뜻이다. 여기서 신(腎)은 단순히 소변을 만들어내는 신장을 의미하는 것이 아니라 비뇨생식계 전반적인 것을 포함하는 개념이다. 그러므로 부추는 몸을 좋게 하면서 정력을 증강시키는 효과가 있다는 의미이다.

한의학적 이론에는 술과 부추는 맞지 않아 술을 마실 때 안주로 먹는 것은 피해야 하며, 얼굴이 붉어진다든지, 몸에 열이 날 때는 먹지 않는 것이 좋다. 한의학적 이론에서는 부추가 열이 많다고 믿기 때문이다.

마 마는 민간요법으로 강장, 지사 약, 야간뇨, 식은땀, 몽정이 심한 경우 사용되었다. 마에는 호르몬의 전구물질이 들어 있어 남성의 정력 증강에 탁월한 효과가 있다. 이 물질은 스테로이드 화합물의 일종으로 남성호르몬의 전구물질이기도 하다. 남성호르몬은 남성을 정력적으로 만드는 물질로 성기능을 유지하는 데 필수적이다.

마에 들어 있는 물질 중의 하나인 아르기닌(arginine)도 발기를 좋게 한다. 아르기닌은 음경을 딱딱하게 발기시키는 신경전달물질인 산화질소의 원료가 되는 물질이다. 참고로 자이데나, 레비트라, 씨알리스, 비아그라 등도 산화질소를 증가시켜서 발기를 강하게 만드는 약이다. 그러므로 마는 호르몬을 증가시키고 신경전달물질의 분비를 촉진시켜 음경의 발기를 증강시킨다.

토마토 토마토는 비타민과 항산화물질의 보고라 할 만큼 영양적으로 우수해 오래전부터 비만, 고혈압, 당뇨병 등의 식이요법에 이용된 식품이다. 무엇보다도 토마토는 남성들을 괴롭히는 전립선질환에 탁월한 효과가 있어 전립선암을 예방하고 정력을 증강시킨다.

토마토 껍질의 빨간색을 내는 리코펜과 토마토에 풍부한 비타민C는 강력한 항산화 효능이 있다. 그 외에도 다른 항산화물질을 풍부하게 함유하고 있어 면역을 강화하는 효능은 물론 혈액순환을 원활히 하고 심혈관질환을 예방하는 효과가 있다.

당근 당근은 인체가 필요로 하는 비타민과 미네랄의 거의 대부분을 함유하고 있다. 영양면에서 가장 균형이 잘 잡힌 야채 중 하나다. 당근을 매일 먹으면 원기가 왕성해지고 활력이 살아나며 혈액순환이 좋아져서 성기능이 개선된다. 당근은 베타카로틴을 비롯해 마그네슘, 요오드, 불소, 칼륨 등 다양한 성분들을 함유하고 있다.

당근의 대표적 영양소인 베타카로틴은 인체 내로 들어가면 비타민A로 변하는 프로비타민으로 강력한 항산화 작용이 있어 건강에 유익한 효과를 낸다. 활성산소를 제거해 심장을 튼튼히 하고 혈액순환을 원활히 한다. 또한 세포의 신진대사를 증진시키고 모낭을 튼튼하게 해 탈모의 예방에도 도움이 된다. 또한 베타카로틴은 야맹증과 빈혈에 좋으며 피부의 저항력을 높여줘 피부 노화를 억제하고 활력을 증진시킨다.

더덕 더덕은 사삼(沙蔘), 백삼(白蔘)이라고도 불리며 숲속에서 자란다. 봄에 어린잎을, 가을에 뿌리를 식용한다. 더덕이 정력에 좋다는 것은 예전부터 잘 알려진 사실이다. 더덕은 인삼과 흡사하게 사포닌 성분을 함유하고 있어 강장 식품으로 애용되고 있으며 그 외에 칼슘과 인이 풍부하게 들어 있다.

전복 '조개류의 황제'라고 불리는 전복은 요리 재료 중에서도 최고급에 속한다. 전복은 맛과 영양이 뛰어나고 남성의 정력에 좋아서 애용되는 음식이다. 예전부터 민간요법에서 자양 · 강장제로 널리 사용되었는데 그 이유는 전복에 함유된 '아르기닌(arginine)'이라는 아미노산 때문이다. 아르기닌은 발기를 유발하는 데 필요한 신경전달물질인 산화질소를 만드는 재료이다. 그러므로 전복을 먹으면 신경전달물질이 잘 나오면서 발기가 좋아진다. 그 외에도 전복에는 필수아미노산이 풍부해 세포의 기능을 극대화시킨다.

굴 '바다의 우유' 라고 불리는 굴은 단백질이 풍부하고 피로회복과 활력 증진에 효과적인 미네랄 등이 풍부하게 함유되어 정력 식품으로 인기가 있다. 굴에 많이 들어 있는 아연은 정자에게 영양을 주며 정자의 생성을 촉진시고 전립선을 튼튼하게 유지하는 효과가 있다.

아연이 부족하면 성기능이 저하되고 정자의 수가 감소되기 때문에 정력 감퇴의 원인이 되며, 아연을 보충하면 성기능이 회복된다. 미국을 비롯해 세계 각국에서는 실제로 발기부전의 치료에 아연을 사용하고 있다.

굴에는 아미노산의 일종인 '아르기닌' 이 풍부하게 함유되어 있어 발기력 증강에 효과적이다. 또한 양질의 단백질이 풍부하며 비타민A 함량이 쇠고기의 8배나 되고 인체에서 에너지로 사용 가능한 글리코겐의 함량이 많아 활력 증진에 효과가 탁월하다.

연어 붉은 살색을 띠는 연어는 체질에 관계없이 누구에게도 적합한 영양 식품이다. 연어에 들어 있는 양질의 단백질은 필수아미노산을 함유하고 있으며, 각종 비타민과 칼슘, 철, 아연, 마그네슘, 인 등 무기질 원소도 풍부하다. 연어에는 오메가–3 지방산이 풍부하게 함유, 혈액순환을 개선함으로써 성기능 증진의 효과가 있다. 오메가–3 지방산은 심장보호 기능이 뛰어나고 심장질환에 의한 사망률을 감소시킨다. 에스키모들이 관상동맥질환에 잘 걸리지 않는 이유가 오메가–3 지방산이 풍부한 생선 기름을 많이 섭취하기 때문이라고 알려져 있다.

이렇듯 연어는 혈압과 혈중 중성지방을 감소시키며 혈액의 응고시간을 증가시킨다. 연어의 붉은색은 연어에 함유된 '아스타산친' 이라는 색소에서 비롯된다. 아스타산친은 항산화제로서 효능이 뛰어나 혈액순환을 좋게 하고 세포의 기능을 활성화해 정력 증진에 효과가 있다.

미꾸라지 초가을에 가장 제철이라고 즐겨 찾는 미꾸라지는 원기를 회복하고 활력을 증진시키는 대표적인 보양식이다. 본초강목에는 '미꾸라지는 뱃속을 따뜻하게 덥히고 원기를 북돋우며 술을 빨리 깨게 할 뿐만 아니라 발기부전에도 효과적인 강장식' 이라 기술되어 있다. 미꾸라지가 양기를 북돋고 성기능을 강화하는 효과가 있다고 해석할 수 있다. 그래서 예전부터 미꾸라지는 보양식으로 피로를 없애고 원기를 돋우며 남자의 정력을 증강시키는 데 많이 이용되었다.
미꾸라지는 양질의 단백질이 주성분으로 불포화지방산과 칼슘, 미네랄, 각종 비타민 등 다양한
영양소가 함유되어 있다. 특히 비타민A를 다량으로 함유하고 있어 세포대사를 활발하게 하며
면역력도 높여준다. 미꾸라지 요리는 칼슘이 부족하기 쉬운 식생활에서 아주 좋은 무기질 공급
원이다.

장어 여름철에 특히 사랑을 받는 자양·강장식은 장어요리이다. 한의학의 이론에 따르면, 뱀장
어는 신(腎)을 강화하는 효과가 있다고 기술하고 있다. 한의학에서 신은 콩팥과 생식기에 관련되
는 부위로서 남성의 정력과 밀접한 관계가 있다. 장어는 남자의 양기를 도와 발기가 잘되게 하고
허리와 다리를 튼튼하게 하는 효과가 있다고 알려져 있다. 실제 클리닉에서 장어를 먹고 발기가
좋아진 경험이 있는 환자를 많이 접하게 된다.
장어는 단백질과 지방질 그리고 각종 비타민과 미네랄이 풍부하게 함유돼 있는 고열량, 고지방,
고단백 식품이다. 일단 열량이 높으므로 스태미나 증진에 도움이 된다. 장어는 철 성분이 많아
빈혈과 골다공증을 예방하기도 한다. 그밖에 스트레스를 해소하거나 노화를 방지하는 비타민
A, B1, B2도 특히 많이 들어 있다. 세포의 재생을 도와주고 정력을 증강시키는 뮤신과 콘드로
이틴 성분이 풍부하고 칼슘과 마그네슘, 인, 철, 칼륨, 나트륨 등도 골고루 포함되어 있다.

참치 참치에는 DHA(docosahexaenoic acid)와 EPA(eicosapentaenoic acid) 등 양질의 불포화
지방산이 풍부하다. 참치에 함유된 불포화지방산은 혈중의 중성지방을 저하시키며 혈소판의 응
집을 막아주어 동맥경화증을 예방하고 심근경색, 뇌졸중 등의 성인별 예방과 혈액순환 개선에
탁월한 작용을 하는 것으로 이미 선진 각국에서 증명되었다. 참치에는 지방산 외에 단백질과 비
타민B군, 비타민E, 철분, 인, 마그네슘도 풍부하다. 또한 항산화 효과가 있는 셀레늄도 포함되어
있어 스태미나를 증진시키고 혈액순환을 좋게 한다. 참치는 노화를 방지하고 세포의 활성화 효
과를 통해 성기능 개선에 효과적이며 정력 식품으로서 손색이 없다.

99 세까지 88 하게!
행복한 남성 만들기 프로젝트

초판 1쇄_2006년 9월 15일
지은이_김영찬

발행인 겸 편집인_임호준
기획_이현주
진행_김형선
교정 · 교열_최미숙
디자인_popcorn

펴낸 곳_헬스조선
주소_서울특별시 중구 태평로 1가 61 조선일보 별관 3층
편집문의_02-724-6532
구입문의_02-724-6536
출판등록_제2-4324
값_9,800원

ISBN 89-958500-0-0 (03510)
※ 잘못된 책은 바꿔 드립니다.